おうち太り　栄養不足　自炊疲れ

すべて解決！

テレワークごはん

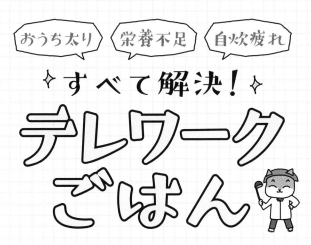

監修 女子栄養大学 栄養クリニック

女子栄養大学出版部

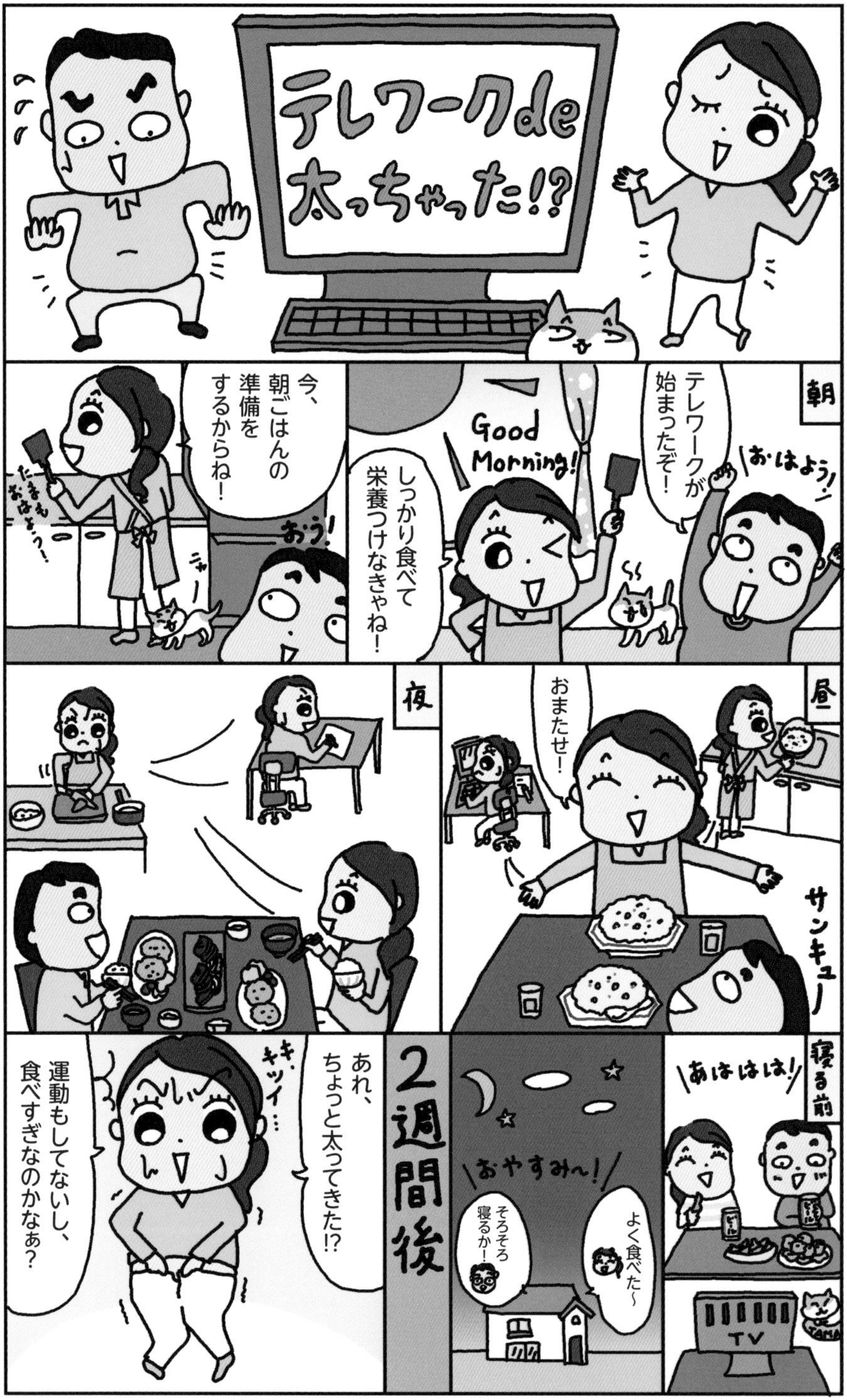
テレワークde太っちゃった!?
朝
テレワークが始まったぞ!
おはよう!
Good Morning!
しっかり食べて栄養つけなきゃね!
今、朝ごはんの準備をするからね!
おう!
ニャー
たまもおはよう~!
昼
おまたせ!
サンキュー
夜
寝る前
あははは!
TV
おやすみ~!
よく食べた~
そろそろ寝るか!
2週間後
あれ、ちょっと太ってきた!?
キ、キツイ…
運動もしてないし、食べすぎなのかなぁ?

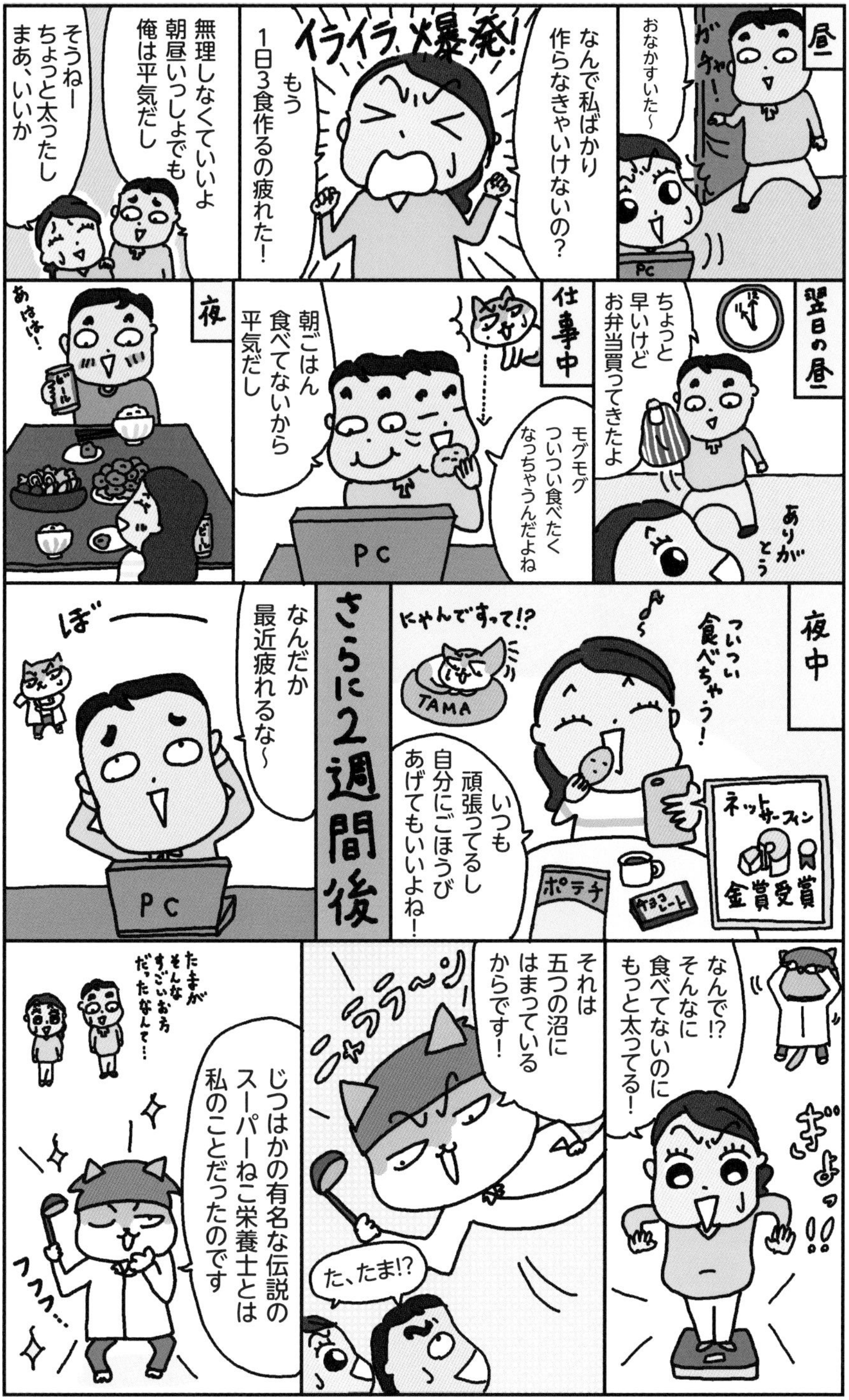
昼
ガチャ!
おなかすいた～
なんで私ばかり作らなきゃいけないの?
もう1日3食作るの疲れた!
イライラ爆発!
無理しなくていいよ朝昼いっしょでも俺は平気だし
そうねーちょっと太ったしまあ、いいか
翌日の昼
ちょっと早いけどお弁当買ってきたよ
ありがとう
仕事中
モグモグついつい食べたくなっちゃうんだよね
朝ごはん食べてないから平気だし
PC
夜
あはは!
夜中
ついつい食べちゃう!
にゃんですって!?
TAMA
いつも頑張ってるし自分にごほうびあげてもいいよね!
ネットサーフィン
金賞受賞
ポテチ
さらに2週間後
なんだか最近疲れるな～
ぼーー
PC
なんで!?そんなに食べてないのにもっと太ってる!
ぎょっ!!
それは五つの沼にはまっているからです!
シャラララ～ン
た、たま!?
じつはかの有名な伝説のスーパーねこ栄養士とは私のことだったのです
たまがそんなすごいお方だったなんて…
フフフ…

PART 1

太らない食べ方で解決!

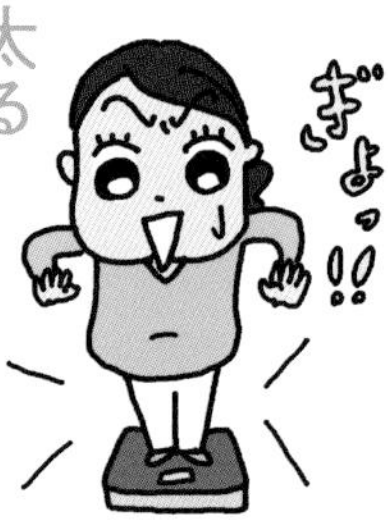

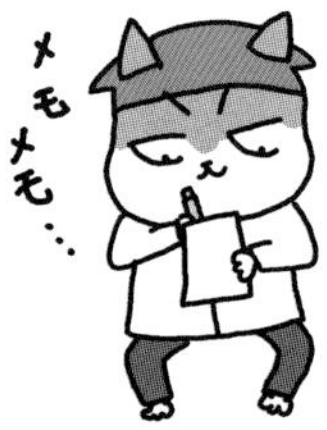

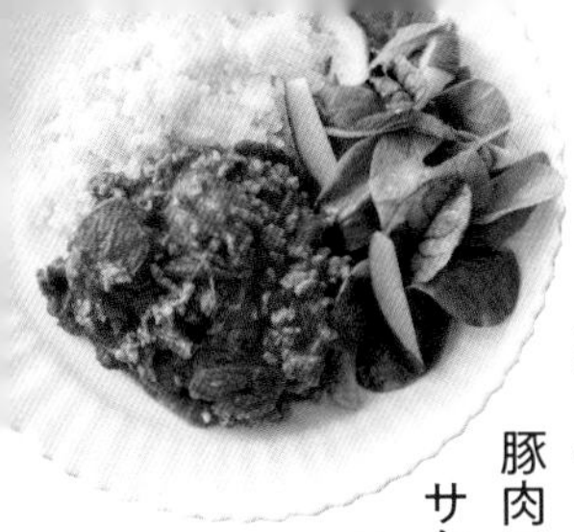

PART 2

かんたん料理で解決！

昼ごはん 15分で スピード丼・めん

夕ごはん 20分で おかず2品

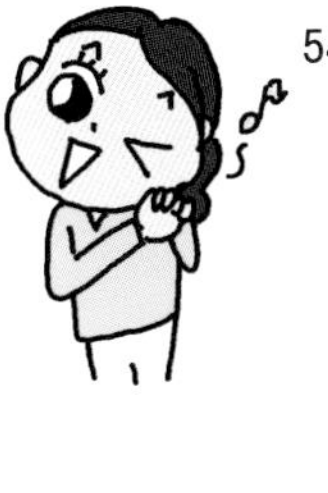

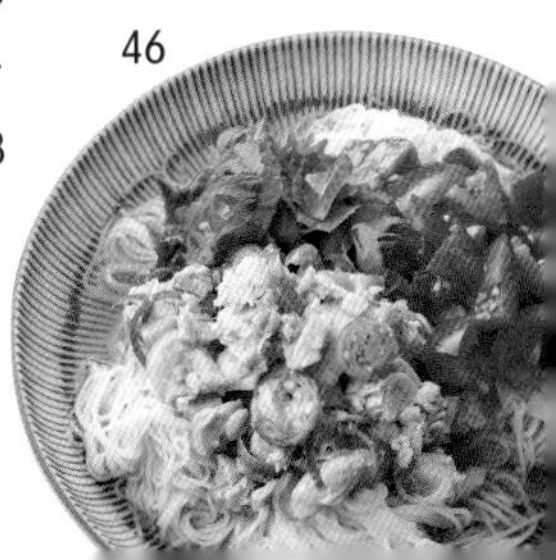

らくらく もう1品

野菜のおかず

5分でできる

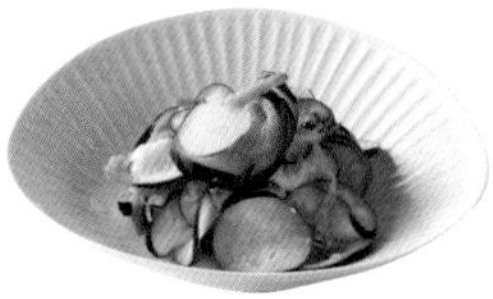

作りおき

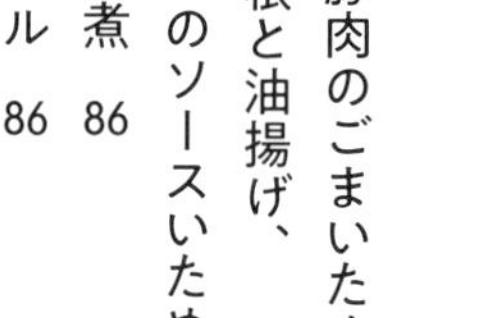

仕事の合間に仕込める

オーブン・煮込み料理

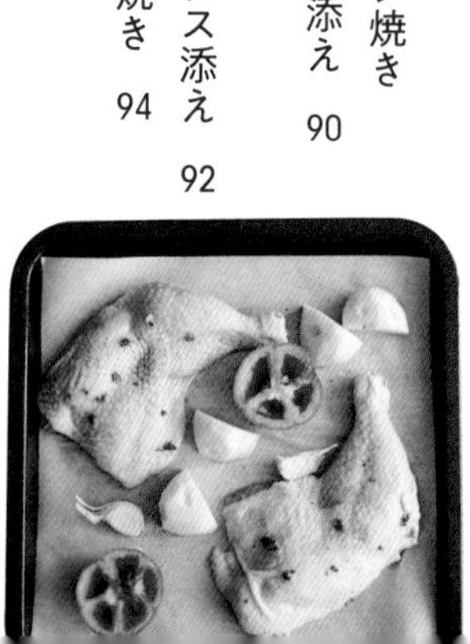

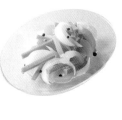

運動で解決！

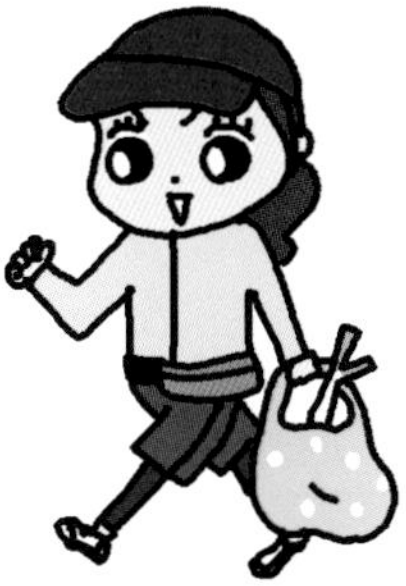

コラム

本書のレシピについて

- 1カップ＝200mL、大さじ1＝15mL、小さじ1＝5mLです。
- 食品の重量は、特に表記のない場合は、正味重量です。正味重量とは、皮、骨、殻、芯、種など食べない部分を除いた、実際口に入る重量です。
- 「だし」は特に表記のない限り、こんぶとカツオ節の和風だしを使用。 市販のだしのもとを使う場合は、各商品の表示を参考にうすめてご使用ください。
- 電子レンジは600Wのものを使用しました。 加熱時間は目安です。お使いの機種に合わせて加減してください。
- 塩分とは、ナトリウムの量を食塩（塩化ナトリウム）に換算した食塩相当量を指します。
- 保存期間は目安です。 保存容器やラップは清潔なものをお使いください。

テレワークを楽しくする
自分スタイルを見つけよう!

テレワークになり、「生活時間に余裕ができて体調がよくなった」という声を聞く一方で、「3kg太った」「だるくて疲れやすい」など、不調を感じる声も聞きます。

その違いはどこにあるのでしょうか？　大きな原因に食事があります。たとえばお昼。1時間で作って食べて、片づけて……がたいへんで1日2食になってしまう人も。「同じように食べていても太る」「糖質中心になっている」というケースも。食事が崩れると、心身に不調が生じやすくなり、長期的には生活習慣病のリスクが高まります。

本書では、テレワークでハマりがちな食習慣を「五つの沼」にたとえて、その「解決ワザ」を紹介します。これらは、長年多くの方々に、健康を維持するための食生活を提案し、実践している栄養クリニックの、より効果的で、無理なく続けられる方法です。

沼にハマったら、まずは1つ、1週間ためしてみてください。心と体が少し軽くなっているはず。そうやって本書のワザを試すうちに、新しい生活に合わせた、楽しい食スタイルがきっと見つかります。

食べ方
→9ページ~

テレワークで増えたおうち時間。太らずに栄養をしっかりとって、健康をキープするにはどうしたらいい？　あなたがハマっている「沼」から脱出する、効果抜群の解決策をチェック。

料理
→31ページ~

仕事をしながら1日3食作るのはたいへんですよね。「簡単にすませたいけれど栄養はしっかりとりたい！」「いつもと違う味を食べたい！」そんな願いにこたえる時短簡単メニューです。

運動
→102ページ~

健康をキープするためには適度な運動も重要です。運動不足になりがちなテレワーク。「毎日これだけは！」という運動の目安と、より効果的なエクササイズを紹介します。

PART 1

太らない食べ方で解決！

あなたがテレワーク中のごはんで
うっかりハマっている問題をチェック！
「おうち太り」「栄養不足」などについて
今すぐ解決できるワザを紹介します。

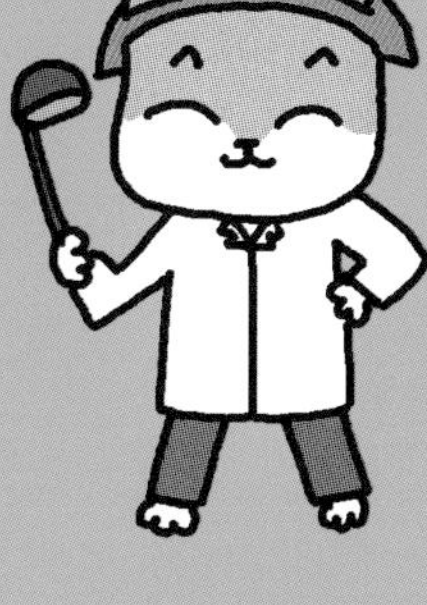

家で過ごす時間が増えてハマりやすい五つの沼

「最近疲れるなあ」「太ったみたい」……。
そんなプチ不調を感じたら、
食事を見直すサインかもしれません。
テレワークで陥りやすい
食習慣の「沼」にハマっていませんか？
あやしいと思ったら「解決ワザ」で
沼から抜け出して、心も体も健康に！

一の沼

同じようにに食べても太る

食べる量は以前と変わらないのに、
おなかまわりが少し太ってきたような……？
どうすればベスト体重を維持できる？

→12ページ

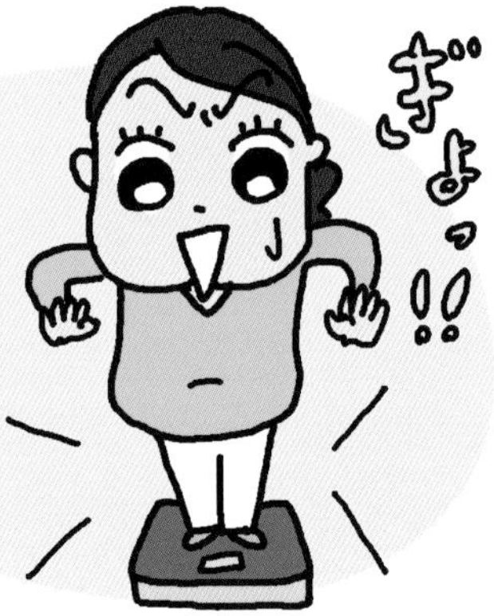

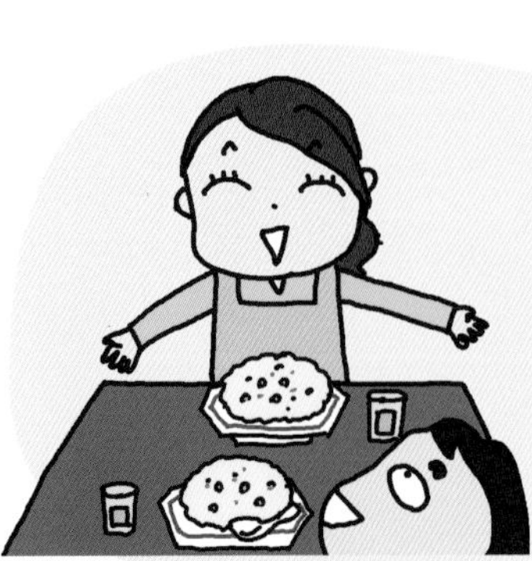

二の沼

糖質中心になりがち

忙しいし、手の込んだ料理はめんどう。
パスタ、チャーハン、焼きそば……。
もしかして糖質（炭水化物）をとりすぎている？

→16ページ

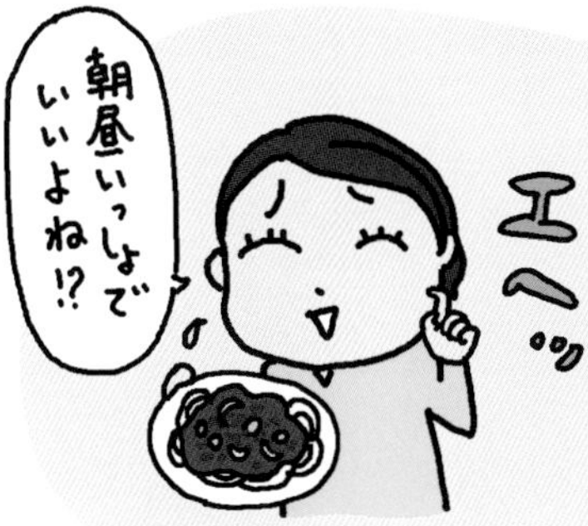
朝昼いっしょでいいよね!?
エへ〜

三の沼

1日2食になりがち

テレワークの日は遅寝遅起き。朝ごはんも抜いて最初は楽と思っていたけれど、午前中の仕事の能率が落ちたような……。

→20ページ

四の沼

インスタントや市販弁当に頼りがち

1日3食自炊だなんて、もう限界！
ついインスタント食品や買ったものですませてしまうけれど、飽きちゃうし、野菜不足のせいか便秘ぎみ。

→22ページ

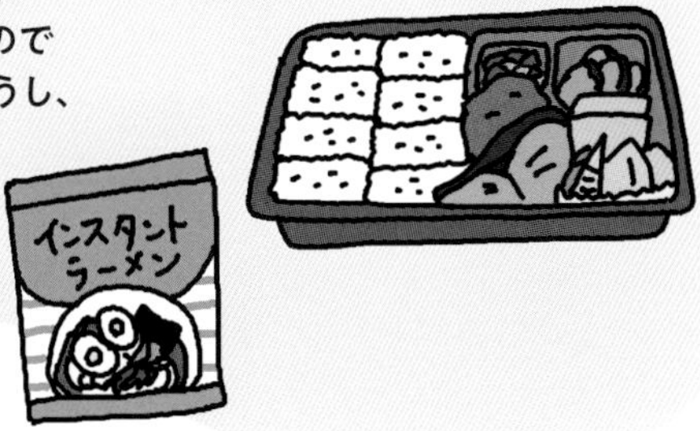
インスタントラーメン

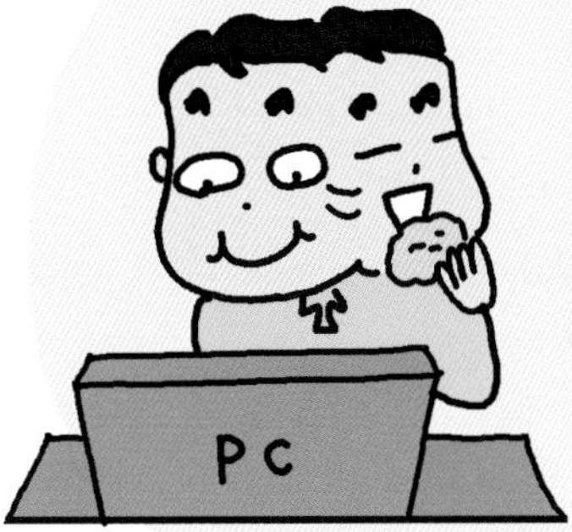
PC

五の沼

仕事の合間についついお菓子

家にいると、なんとなく口寂しくなってだらだらとお菓子を食べて気分転換。
人目もないから、つい食べすぎちゃう。

→24ページ

一の沼

同じように食べても太る

解決ワザ

朝・晩の1日2回、体重を量る

朝晩の体重の変化を知ることで、1日の食行動や活動量などの修正ポイントがわかります。

朝と晩、体重計にのる

夜の体重は、体格により個人差がありますが、「朝の体重＋0.5〜1kg程度」なら体重はキープできます。就寝中に汗や代謝で体重はその分が減るからです。逆にそれ以上だと体重は増えていきます。

＜体重変化のイメージ＞

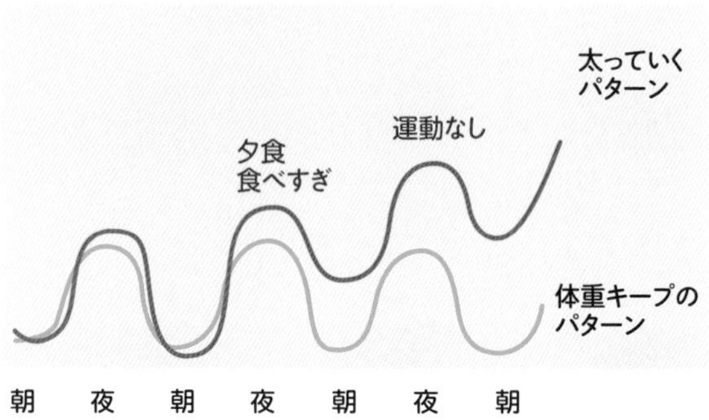

記録をつけてふり返ってみる

体重の増加には「食べすぎ」「遅めの夕食」「活動量が少ない」などが影響します。朝晩の体重を記録し、体重が増えすぎた場合は、翌日どう改善すべきか考えてみましょう。

スマホのメモや手帳など自分が続けやすい方法でＯＫ

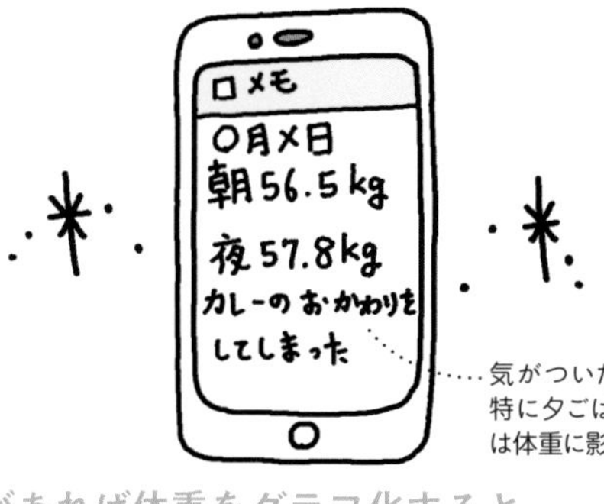

気がついたことをメモ。特に夕ごはんの食べ方は体重に影響しやすい。

余裕があれば体重をグラフ化すると、体重キープ＆やせる食べ方が見えてきます

→106ページ

体重を量ってみよう

朝は起床直後に。
トイレをすませ、
一日でいちばん
軽い体重をチェック。

夜は夕食直後、
一日でいちばん重い
体重をチェック。
忘れてしまいがちなら
就寝前と決めても。

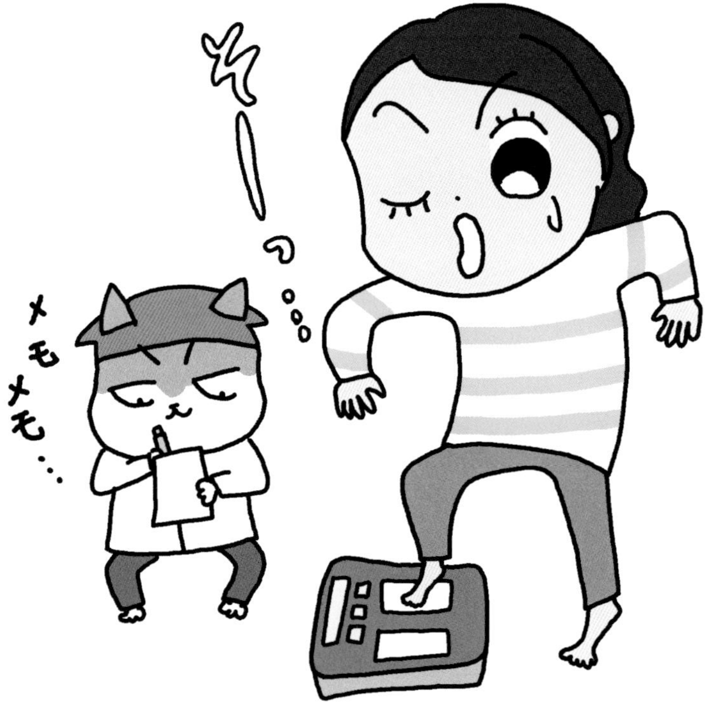

体重計は
目のつくところに置きます。
洗面所、トイレの前、
寝室、リビングなどに。

服装は
朝と夜はできるだけ
同じもの(部屋着やパジャマなど)にする。

一の沼

同じように食べても太る

解決ワザ 通勤タイムだった時間を活動タイムに

活動量が減ると、自然と体重が増えてしまいます。テレワークの日もこまめに動き、体重も健康もキープ!

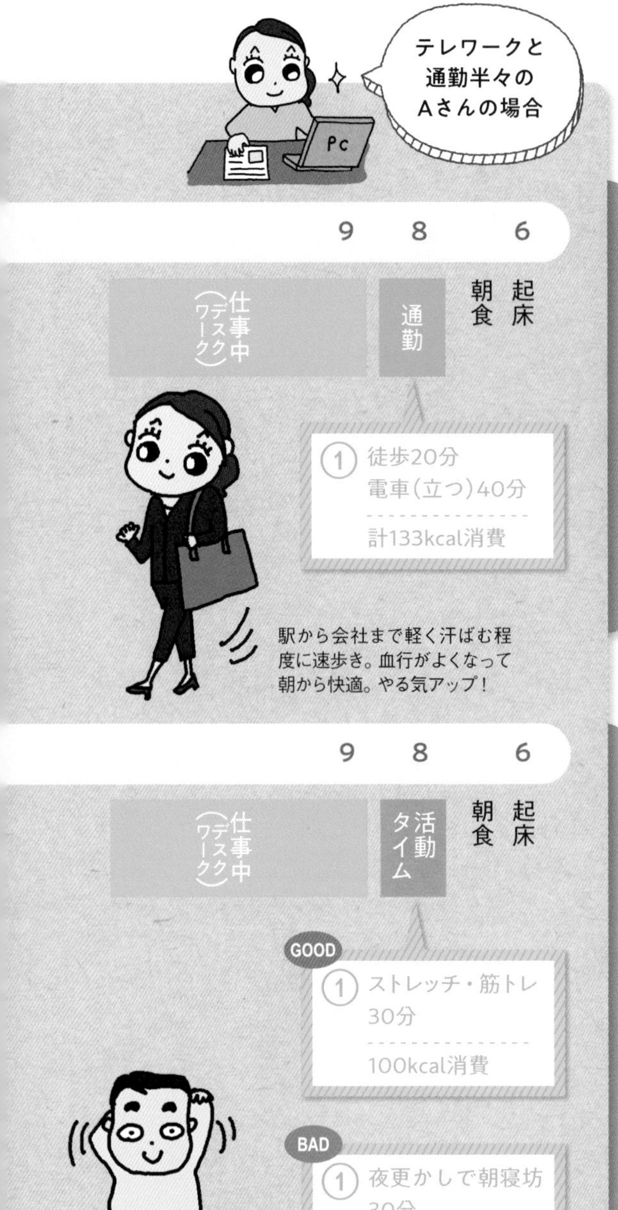

テレワークと通勤半々のAさんの場合
PC
通勤の日
6
8
9
起床
朝食
通勤
仕事中(デスクワーク)
① 徒歩20分
電車(立つ)40分
計133kcal消費
駅から会社まで軽く汗ばむ程度に速歩き。血行がよくなって朝から快適。やる気アップ!
テレワークの日
6
8
9
起床
朝食
活動タイム
仕事中(デスクワーク)
GOOD
① ストレッチ・筋トレ30分
100kcal消費
BAD
① 夜更かしで朝寝坊30分
27kcal消費
通勤の時間に、動画を利用しながらストレッチ・筋トレ!体がほぐれて気持ちいい!

テレワークでは、往復の通勤がない分、思っている以上に運動量が減っています。運動を習慣化するために、通勤タイムを活動タイムと決めてしまってはいかが!? また、テレワークの合間に、気軽にストレッチやヨガなど「ちょこちょこ運動」をするのもおすすめです。

0 23 19 18 17 15 13 12

就寝 / 夕食 / 通勤 / 仕事中（デスクワーク） / （おやつ） / 昼食

②徒歩26分
電車（座る）40分
計113kcal消費

①＋②
計246kcal消費

帰りは朝よりゆっくり歩いて帰宅。会社ではずっとデスクワークなので、歩くことで心身がリラックス。

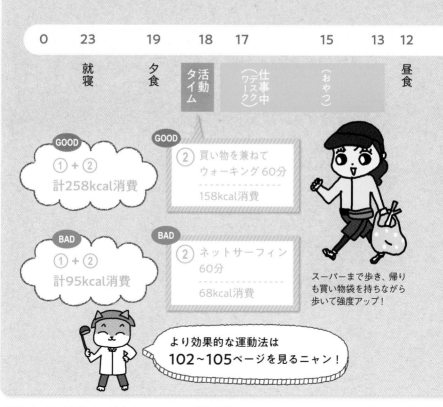

0 23 19 18 17 15 13 12

就寝 / 夕食 / 活動タイム / 仕事中（デスクワーク） / （おやつ） / 昼食

GOOD
②買い物を兼ねて
ウォーキング 60分
158kcal消費

GOOD
①＋②
計258kcal消費

BAD
②ネットサーフィン
60分
68kcal消費

BAD
①＋②
計95kcal消費

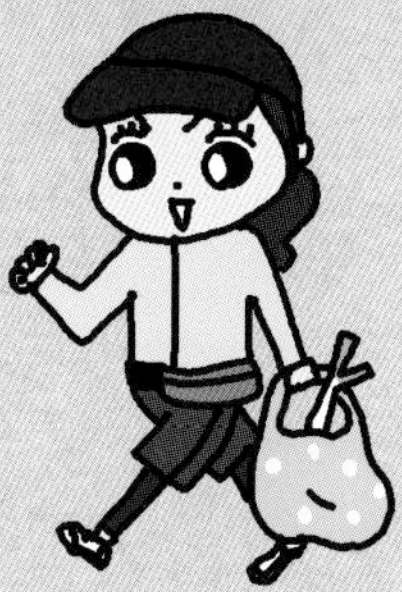

スーパーまで歩き、帰りも買い物袋を持ちながら歩いて強度アップ！

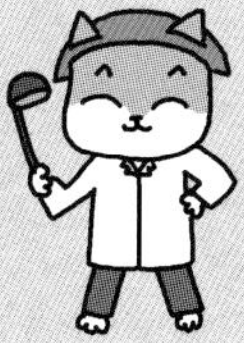
より効果的な運動法は
102～105ページを見るニャン！

・消費エネルギーは体重によって変わる。ここでは50kgの場合で計算。

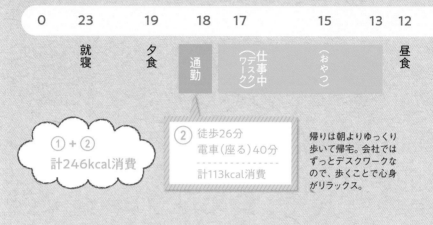

二の沼

糖質中心になりがち

解決ワザ

“4つのグループ”で簡単バランスチェック

糖質（炭水化物）に偏らずたんぱく質、脂質、ビタミン、ミネラルなど栄養バランスよく食べることが健康のカギ！

NG 4ばかり多い

Before

レトルトカレーの場合

2…少

肉も少量入っているが、
それだけでは
たんぱく質が足りない。

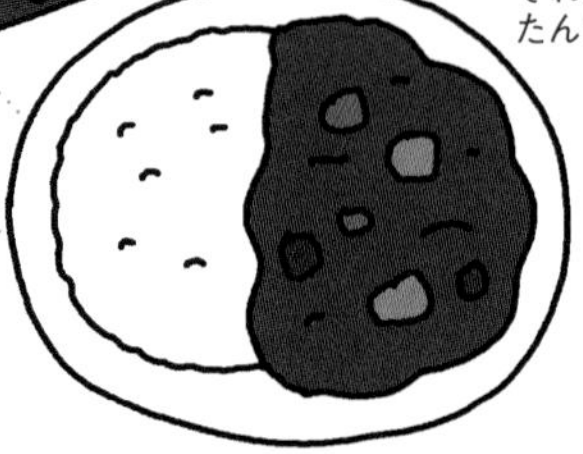

3…少

レトルトに野菜も
入っているが
量は少ない。

4…多

カレーの量に合わせて
ごはんを多く盛りがち。
カレーのルーには
脂質が多い。

OK バランスばっちり

After

2…適

豆（ミックスビーンズの水煮など）を
40～50gプラスしてたんぱく質をアップ。

（または、1目玉焼きをのせて、
たんぱく質量を増やすのもおすすめ）

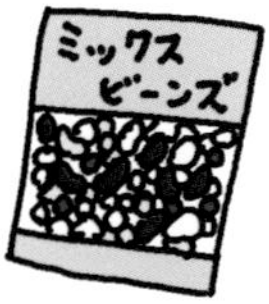

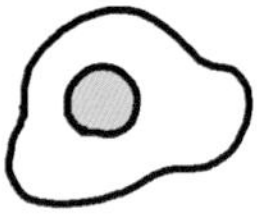

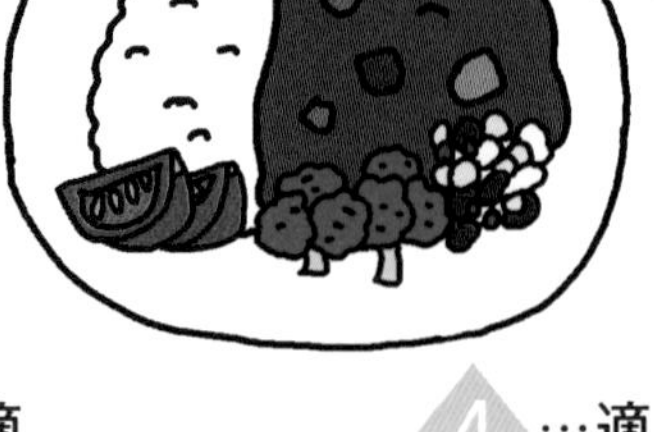

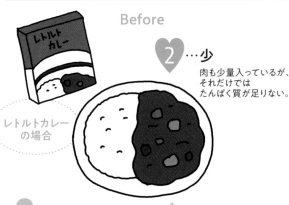

3…適

ゆで野菜やそのまま
食べられる生野菜を
トッピング。
1食の目安は100～150g。

4…適

具を増やす代わりに
ごはんを少なめに。

4つのグループって？

くわしくは
28～29ページ

1 乳・乳製品、卵 のグループ

日本人に不足しがちな栄養素を含む食品群

カルシウムや鉄、ビタミンなどを含み、栄養バランスを完全にするグループ。毎日欠かさずとるようにします。

多い栄養素

たんぱく質｜カルシウム｜ビタミンB_2

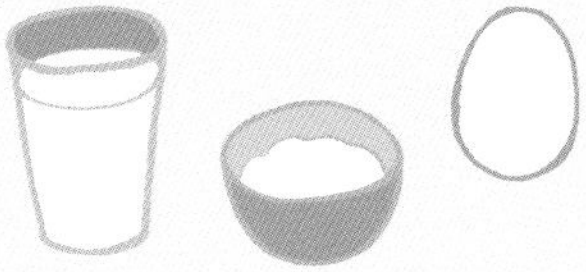

2 魚介、肉、豆・豆製品 のグループ

肉や血を作る良質たんぱく質の食品群

体のたんぱく質はつねに古いものから新しいものへと作りかえられているので、毎日適量をとることが大切です。

多い栄養素

たんぱく質｜ビタミンD｜ビタミンB群｜鉄

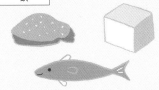

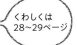

3 野菜、芋、果物 のグループ

体の調子をよくする食品群

意識していないと不足しがちなグループ。ビタミン、ミネラル、食物繊維の供給源として大切です。

多い栄養素

ビタミンC｜β-カロテン｜食物繊維｜カリウム

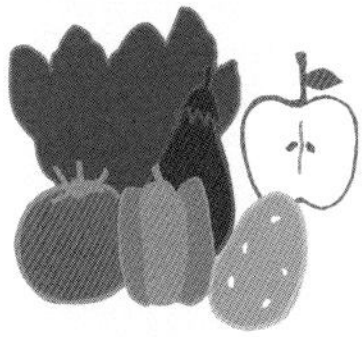

野菜は、緑黄色野菜120g以上と淡色野菜（きのこと海藻含む）で計350g以上とるのがベスト！

4 穀類、油脂、砂糖 のグループ

力や体温のもととなる食品群

エネルギー源として重要なグループ。自分の体重や運動量なども考慮して、適量をとることが大切です。

多い栄養素

炭水化物｜脂質

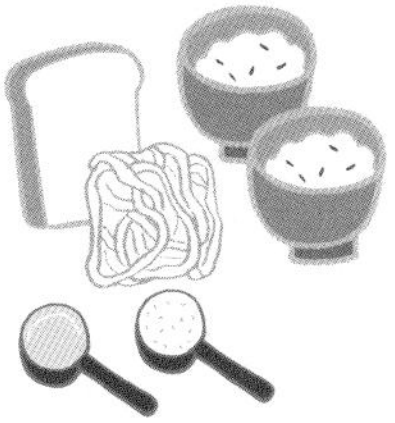

つい食べすぎてしまう！
そして太ってしまう！
主食の
じょうずなとり方は……。
→18ページ

イラスト／横田洋子

二の沼

糖質中心になりがち

解決ワザ

主食の量と質を変えてみる

糖質（炭水化物）はエネルギー源として重要ですが、体重を維持できる適量をとることが大切です。

体重をキープできる主食の適量を見つける

基本 ごはん150g → ほぼ **250kcal**

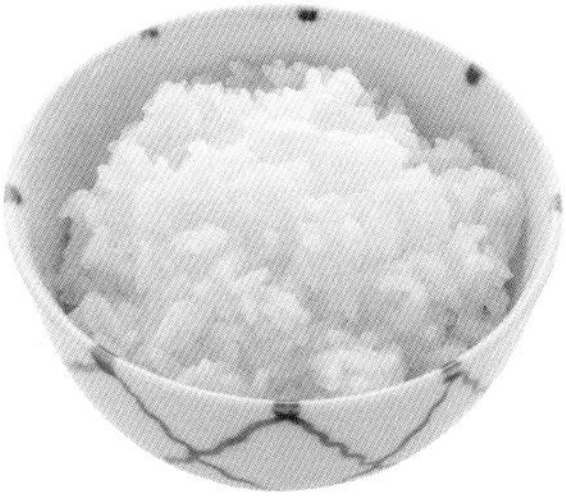

ごはん150gだと
太る場合
↓
120gに減らす

ごはん150gを基本に自分の体重の増減に合わせて調整してみましょう。 活動タイムの朝・昼はしっかり、休息タイムの夜は控えめにして1日の中で調整しても。 男性で150gではもの足りない場合、体重をキープできるなら180gでもOK。

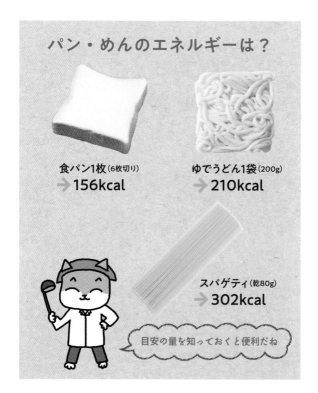

パン・めんのエネルギーは？

食パン1枚（6枚切り）
→ **156kcal**

ゆでうどん1袋（200g）
→ **210kcal**

スパゲティ（乾80g）
→ **302kcal**

主食の種類を変えて、食物繊維を手軽にアップ！

精製度の低い穀類にすると食物繊維を多くとることができます。
便秘を予防して太りにくくなる、腸内環境が良好になるといった効果が期待できます。

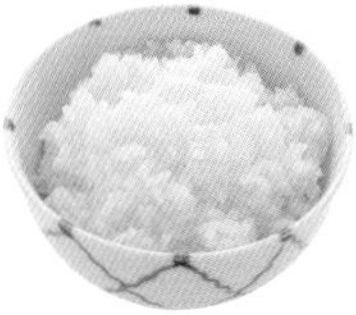

白米ごはん
150g

252 kcal　食物繊維0.5g

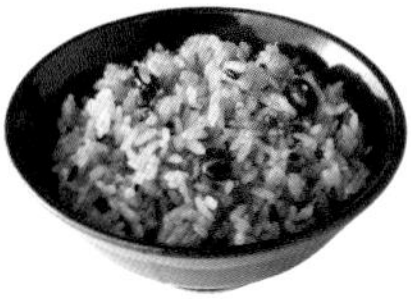

雑穀ごはん
150g
（米：雑穀ミックス=5：1）

242 kcal　食物繊維0.8g

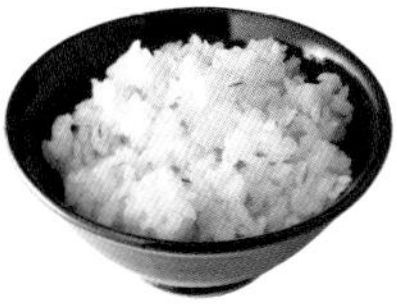

発芽玄米ごはん
150g
（米：発芽玄米=2：1）

252 kcal　食物繊維1.2g

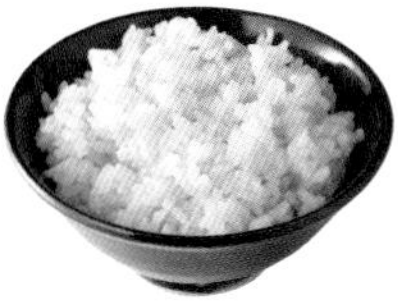

押し麦ごはん
150g
（米：押し麦=5：1）

240 kcal　食物繊維1.2g

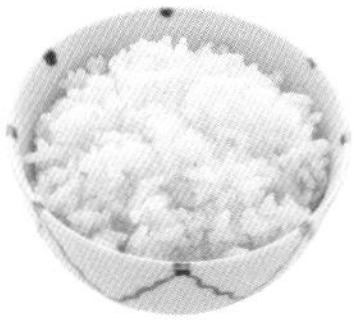

胚芽精米※ごはん
150g

251 kcal　食物繊維1.2g

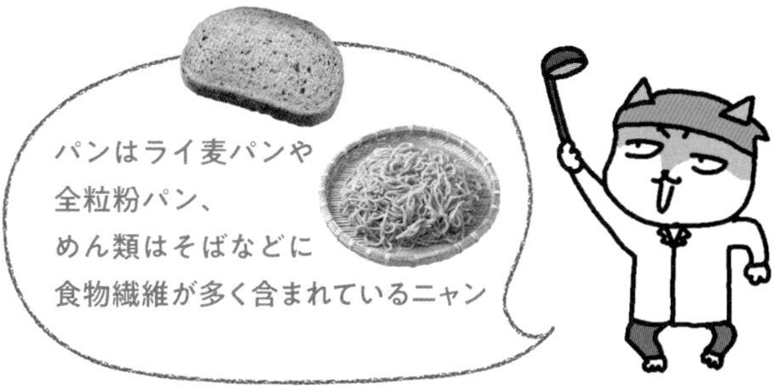
パンはライ麦パンや
全粒粉パン、
めん類はそばなどに
食物繊維が多く含まれているニャン

※胚芽精米とは、精米の際に胚芽部分を残した米のこと。白米に比べてビタミンB_1や食物繊維が多く含まれています。

三の沼

1日2食になりがち

解決ワザ

ワンパターン朝ごはんで仕事の能率もアップ

体内の機能は、3度の食事を合図にリズムを刻む体内時計で調整されています。特に朝ごはんは重要です。

“１日３食”が、健康を守る体内時計に必須！

体内時計は1日の中で適切なタイミングで食事をとることで調節されます。 食事を抜くとリズムが乱れ、 心身の不調に。

夕ごはんは腹八分目、21時までに

夜は最も太りやすい（体に脂肪をためやすい）時間帯。遅くとも寝る3時間前までには食事をすませ、腹八分目にしましょう。

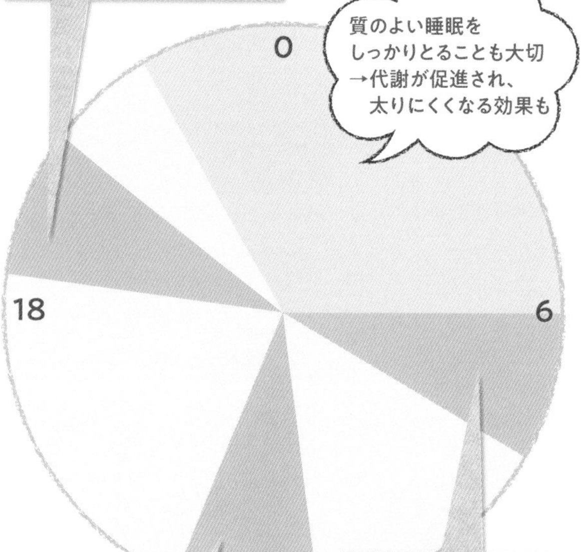

0
6
12
18
質のよい睡眠をしっかりとることも大切
→代謝が促進され、太りにくくなる効果も

朝ごはんで頭と体をスイッチオン！

朝は、頭も体も飢餓状態に陥っています。朝ごはんを抜かずに食べて全身に栄養を行きわたらせ、体を目覚めさせましょう。

昼ごはんは簡単でもバランスよく

昼は最も太りにくい（食べたものが脂肪になりにくい）時間帯なので、しっかり食べても大丈夫。午後の仕事のために栄養補給を！

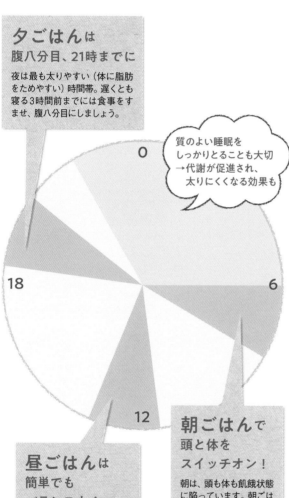

ココが知りたい！朝ごはん

どうして1日2食にすると太りやすいの？

同じものを食べても、食べる時間や頻度によって食べ物の吸収率や代謝など体への影響が異なります。朝は夜より代謝がよくなるので食べても太りにくく、また、1日2食より3食のほうが体に脂肪がつきにくいことがわかっています。

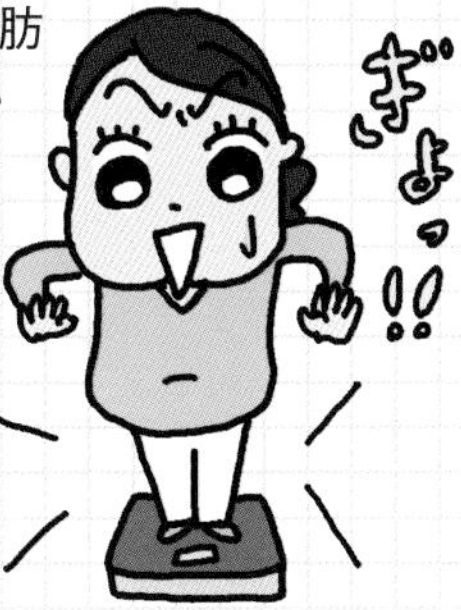

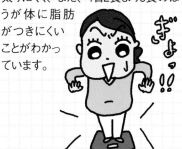

朝ごはんを食べたほうが午前中の仕事がはかどる！

朝ごはんを食べると代謝が上がり、脳の働きは活発になり、集中力や判断力も高まります。糖質だけでなく特にたんぱく質は欠かさずに。1日の血糖コントロールにも役立ちます。

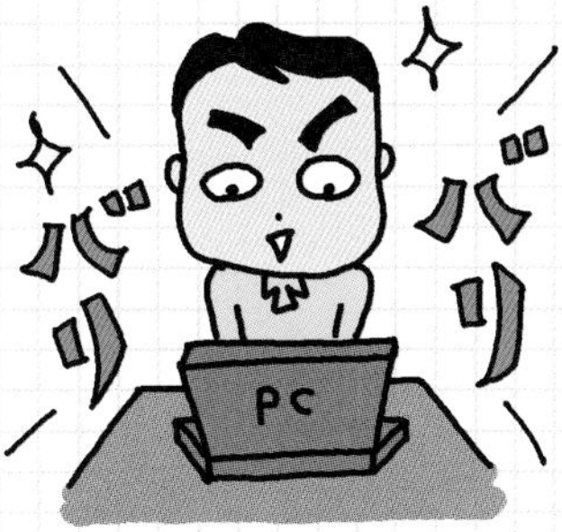

時間がなくて朝ごはんを作れないときは？

朝ごはんは気負わずワンパターンでOK。和食派ならごはんと具だくさんみそ汁、納豆、洋食派ならパンと卵料理、野菜サラダをワンプレートに盛りつけて。卵やゆで野菜などをつねに冷蔵庫にストックしておくと便利。

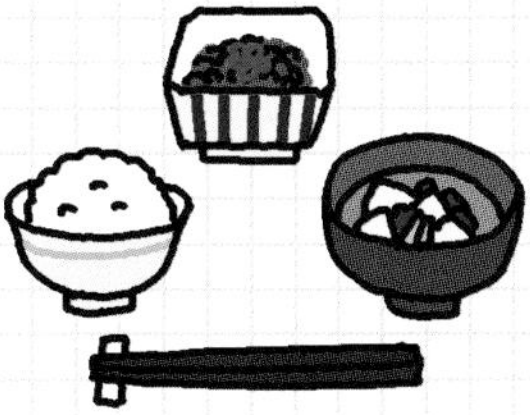

朝は食欲がなくて食べられない人は？

夕食を早めに腹八分目にとるようにすれば、翌朝は自然とおなかがすくはず。食べる習慣がない人は、バナナ&ヨーグルト、または卵入り野菜スープなど、汁けがあってやわらかく食べやすいものから少しずつ始めてみましょう。

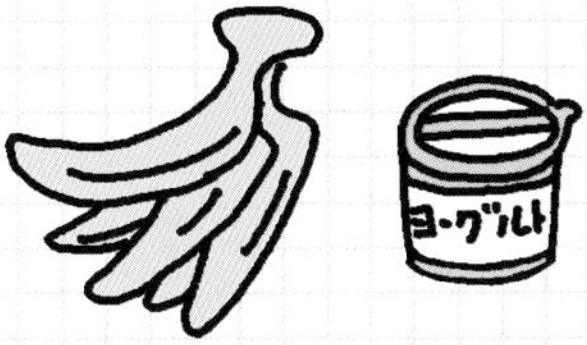

四の沼

インスタントや市販弁当に頼りがち

解決ワザ

塩分ほぼゼロの便利食材で簡単に栄養アップ

インスタント食品や市販弁当は、味が濃く、野菜も不足しがち。便利ストックでヘルシーにアレンジを！

塩分ほぼゼロ＆栄養アップの食材を活用

不足しやすい野菜は、すぐ食べられる生やゆで、カット野菜などをプラス。インスタントめんの食事はたんぱく質も不足するので、卵やゆで鶏などをトッピングするとGOOD！

ゆで鶏

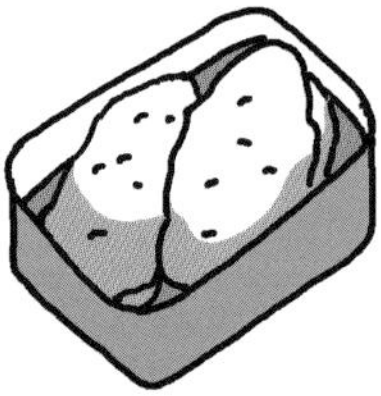

低脂肪で高たんぱく質の鶏胸肉やささ身で、まとめて作りおきを。

温泉卵

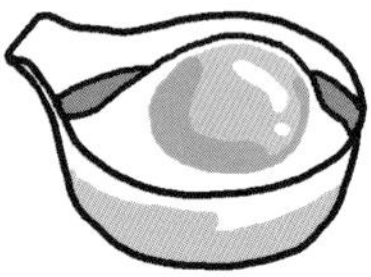

卵は栄養価の高い食材。ゆで卵や生卵でも。

冷凍野菜

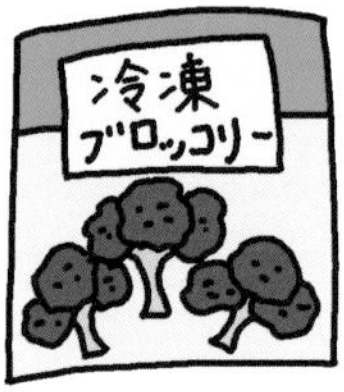

ほうれん草、ブロッコリー、コーンなど。レンジ解凍すれば時短に。

生野菜

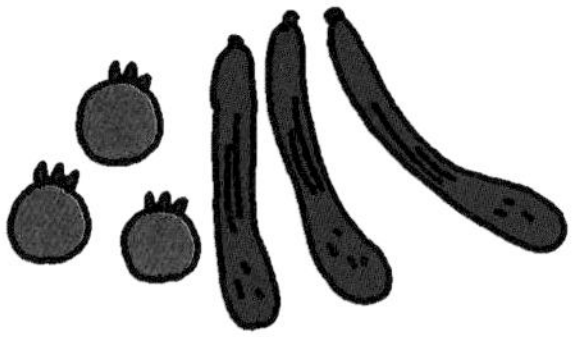

トマト、きゅうり、レタスなど、洗って切るだけですぐ食べられる野菜を。

カット野菜

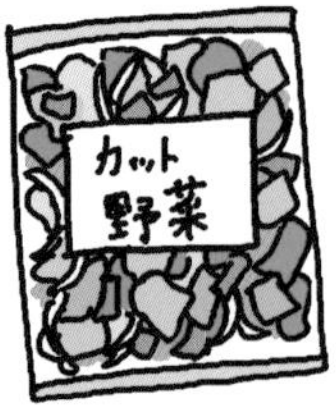

いため物用はレンジ加熱してもOK。かさが減ってたっぷり食べられる。

カットわかめ

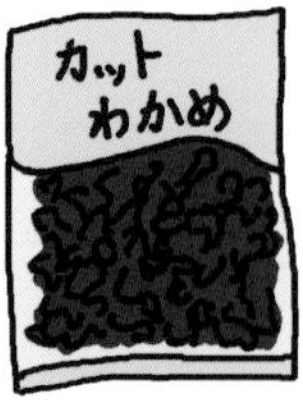

食物繊維が手軽にとれる。やや塩分があるので、水でもどしてから使うとよい。

市販弁当の場合

野菜のおかずが入っているものを選ぶ。それでも1食で野菜100g以上はとりにくいので、家にあるストック野菜をプラス！ 漬物やソースは残して減塩を。

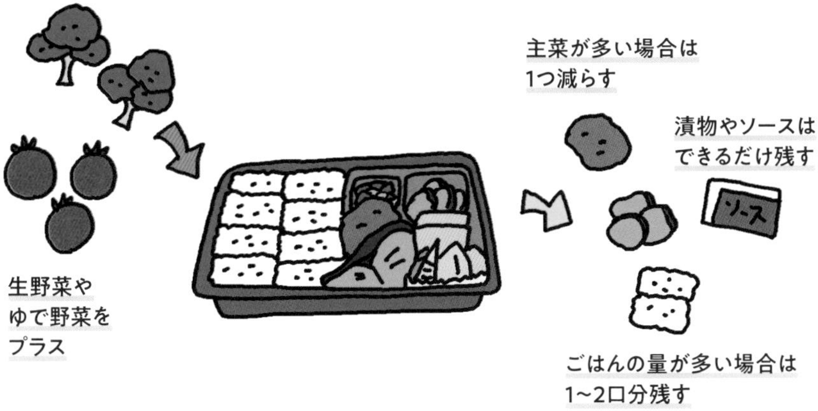
生野菜や
ゆで野菜を
プラス
主菜が多い場合は
1つ減らす
漬物やソースは
できるだけ残す
ソース
ごはんの量が多い場合は
1~2口分残す

インスタントめんの場合

健康のためには、塩分は1日あたり男性7.5g未満、女性6.5g未満がベスト。ところがインスタントめんには4～5gの塩分が！ 汁は飲まずに残して減塩を。

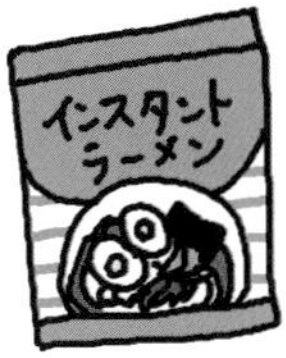

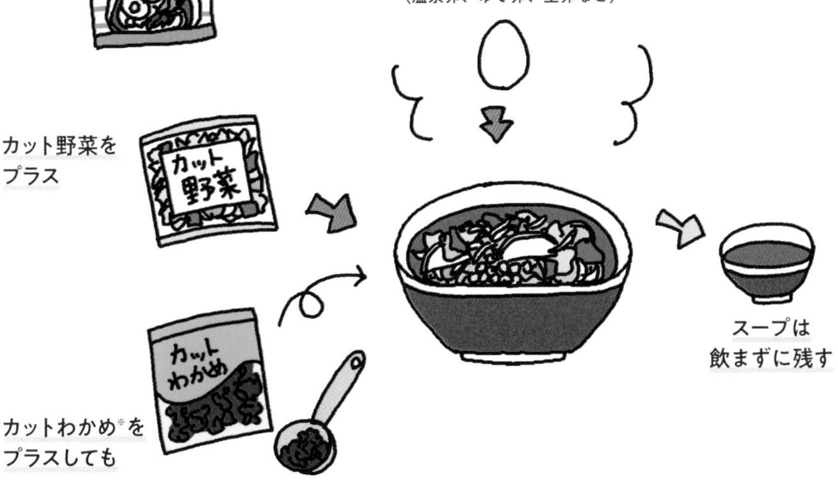
卵１個をプラス
（温泉卵、ゆで卵、生卵など）
カット野菜を
プラス
カット
野菜
カット
わかめ
カットわかめ※を
プラスしても
スープは
飲まずに残す

※乾燥のまま入れてお湯でもどしてもよいが、塩分がとけ出たスープはかならず残す。

五の沼

仕事の合間に ついついお菓子

解決ワザ

太りにくい時間に、栄養アップのおやつを

「やっぱりおやつは必要！」というあなたに朗報。 食べる時間や内容を選べば、 太らずに楽しめます。

おやつを食べたいときは 16時までに

同じものを食べても、 昼食と夕食の間（15時から16時）に食べると太りにくいとされています。 仕事中は飲み物だけにして、 おやつタイムをきちんと設けて、 仕事の能率もアップさせましょう！

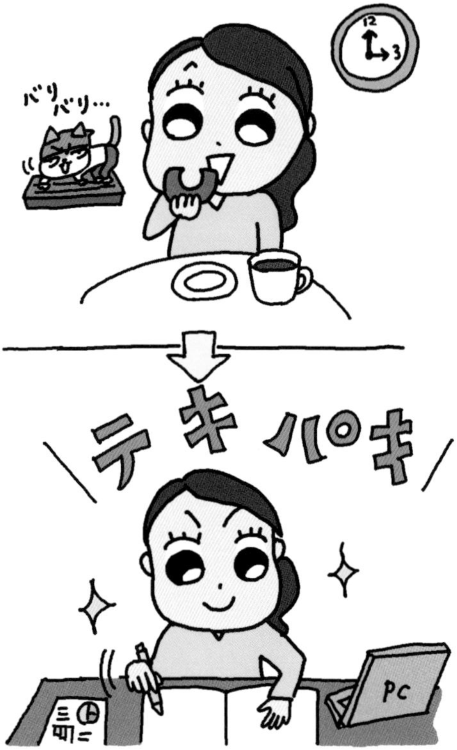

なぜ16時までなの？

脂肪細胞を作る作用がある時計遺伝子のビーマルワンは、10時から16時までの間は活動が低下、つまり同じものを食べてもその時間帯に食べれば脂肪になりにくいといえます。また、夕食後に食べるよりも、昼食と夕食の間に食べたほうが、脂肪細胞の蓄積をおさえ、太りにくくなるともいわれています。ただし、太りにくい時間帯だからといって、糖質や脂質が多くカロリーが高いものを食べすぎれば太るので注意！

口寂しいときは、飲み物でリフレッシュ

お気に入りの「無糖」の飲み物をそろえておき、おうちカフェを楽しんでみてはいかが。

DRINK MENU

すべて無糖です

・コーヒー（ホット、アイス）
★カフェラテ
★ソイラテ
・紅茶（ホット、アイス）
★ロイヤルミルクティー

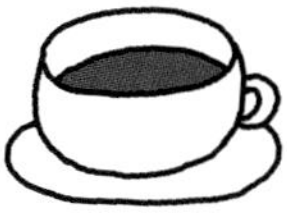

・ハーブティー
・緑茶
・ほうじ茶
・麦茶
・中国茶

★コーヒーや紅茶に牛乳や豆乳を加えるのもおすすめ！ 多めにすると腹もちがよくなり、カルシウムやたんぱく質の補給にも！

・ミネラルウォーター
・炭酸水
・レモン水

栄養アップの太りにくいおやつ

おいしく食べて栄養になるお得なおやつ！ 小皿に適量とり分けて楽しんで。

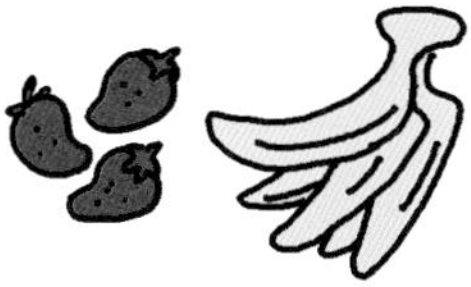

くだものにはビタミン、ミネラル、食物繊維が豊富に含まれるので美容にもおすすめ。さらにヨーグルトといっしょに食べると満足感アップ。

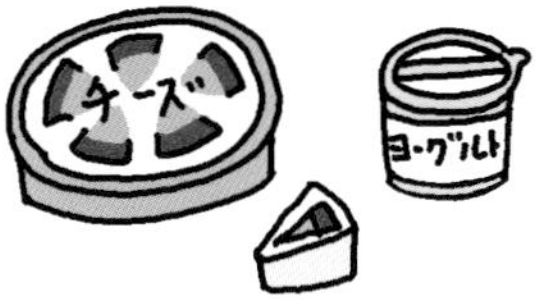

チーズやヨーグルトなら不足しがちなカルシウムを摂取できる。たんぱく質や脂肪も含み、満足感も得られる。

ナッツやドライフルーツは味わい深く、少量でも満足しやすい。

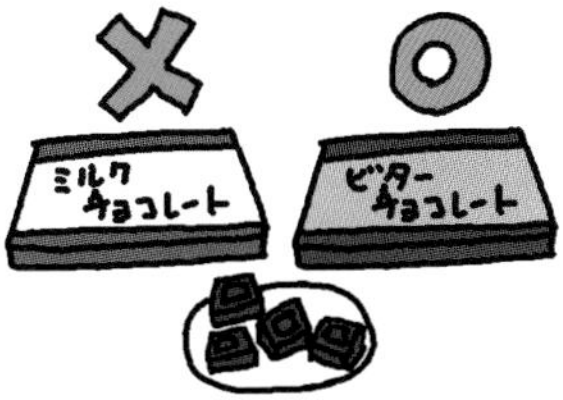

ミルクよりカカオ成分が多いビタータイプのほうが低エネルギー。20g程度までに。

五の沼

仕事の合間についついお菓子

解決ワザ

おやつ皿、おやつ日記で〝つい食べ〟を脱出

ついつい食べすぎてしまうのは、仕事しながら無意識に食べていて、ちゃんと味わっていないからかもしれません。

食べる分だけ小皿にのせて

袋から直接食べると区切りがつけにくく、食べすぎてしまいがち。お気に入りのおやつ皿に（小皿や豆皿がおすすめ）、1日に食べる分だけをのせて、楽しいおやつタイムを！

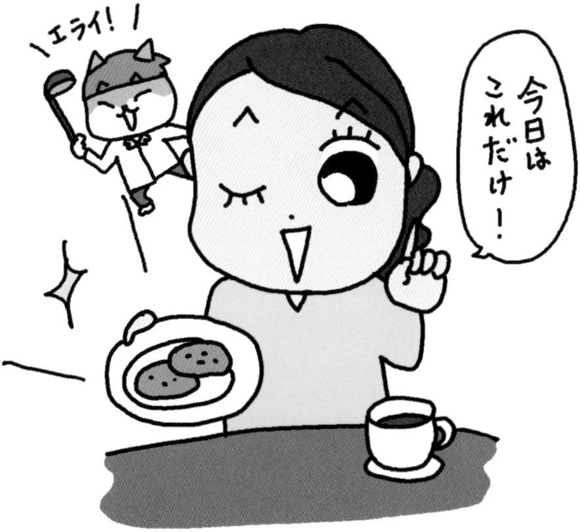

五感で味わうと少量でも満たされる

「ながら食い」でおやつを無意識に食べてしまっていませんか？　味を充分に感じとっていないため、食べすぎになりがちです。おやつを食べるときは、仕事の手を止めてゆっくりと味わって食べるのがおすすめです。味や香り、食感など五感で味わうことで少量でも満足感を得られるようになります。

くだものは昼間に食べるのが効果的

くだものにはビタミン、ミネラル、食物繊維が豊富に含まれているので、健康のために毎日食べるとよいとされています。ただし、糖質も多く含まれるため、太らないためには食べるタイミングが大切。夕食後は血液中の中性脂肪も上がりやすいので、朝食やおやつに（お菓子の代わりに）楽しみましょう。

“おやつ日記”をつけて、食べぐせに気づく！

おやつ日記をつけてみると、自分の無意識の行動パターンに気づくことができます。まずは3日間、できれば1週間、メモする感覚で気軽につけてみましょう。

Check
自分の食行動パターンを“見える化”すると、注意ポイントが見えてくる！

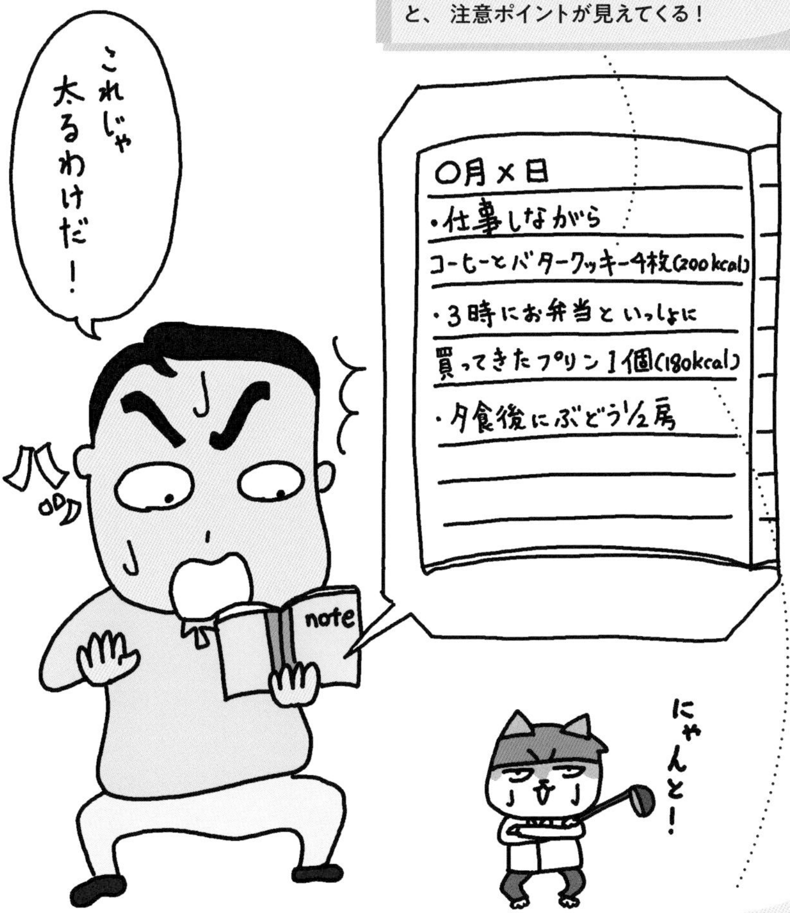
これじゃ太るわけだ！
ハッ
note
○月×日
・仕事しながら
コーヒーとバタークッキー4枚(200kcal)
・3時にお弁当といっしょに
買ってきたプリン1個(180kcal)
・夕食後にぶどう1/2房
にゃんと！

Check
パッケージを確認してエネルギー量（kcal）のわかるものはメモしておくとGOOD！

資料

健康のために、なにをどれだけ食べたらいいの？

簡単に栄養バランスが整う「四群点数法」

四群点数法とは

女子栄養大学が「栄養バランスのよい食事法」として提唱している食べ方のルールです。 毎日なにをどれだけ食べたらよいかという目安を、 簡単につかむことができます。

☑ 食品を４つのグループに分ける

あらゆる食品を、栄養的な特徴によって4つのグループ（食品群）に分けて考えます。 それぞれを、 第1群、 第2群、 第3群、 第4群としています。

☑ 80kcalを１点で表す

食品の重量は80kcal＝1点とする単位で表します（1回に食べる食品のエネルギー量は約80kcalであることが多いため）。 ただし、 第3群の野菜はエネルギーが低いものが多く、 何種類かを少しずつ組み合わせて食べることが多いので、 便宜上350g＝1点とします。

☑ １日20点（1600kcal）が基本

1日に必要なエネルギー量は個人で異なりますが、 成人女性の多くは1日20点（1600kcal）が最低限必要です。 29ページでは、 1日20点の場合の各グループの点数配分と食品の目安量の例を示しています。

☑ ３、３、３、11が基本

1日20点（1600kcal）の配分は、 第1群で3点、 第2群で3点、 第3群で3点、 第4群で11点が基本です。 3、 3、 3、 11の基本パターンで摂取すると、 たんぱく質、 ミネラル、 ビタミン類の必要量をほぼ満たすことができます。

☑ 体格に合わせて第2群と第4群で調整

男性や体格が大きい人、 運動量が多い人は、 必要な合計点数に足りない分だけ第4群を中心に、 必要に応じて第2群の点数を増やして調整します。

四群点数法についてくわしく知りたいかたは『なにをどれだけ食べたらいいの？』『女子栄養大学のバランスのよい食事法』（いずれも女子栄養大学出版部）をごらんください。

1日の目安量（エネルギー量点数配分バランス）

1日20点（1600kcal）の場合

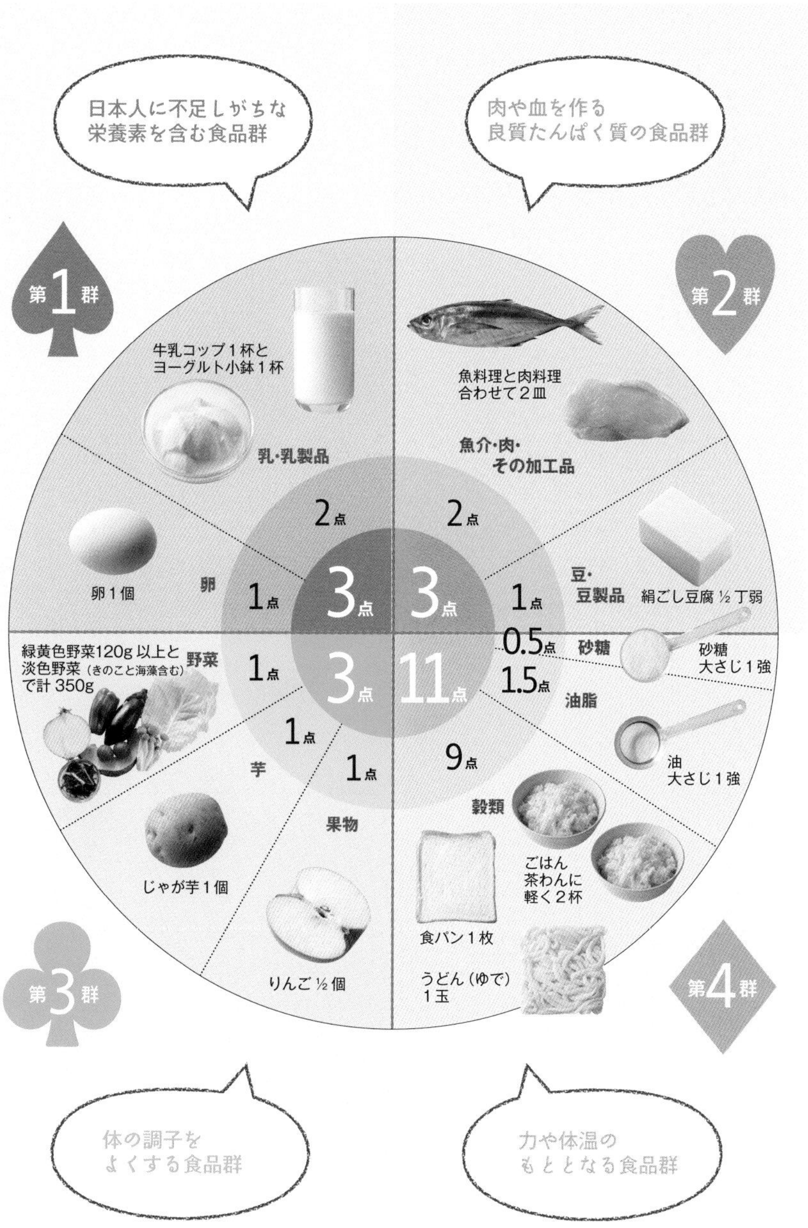

腸内環境を整えて免疫力をキープ

免疫とは、さまざまな病原体から体を守る防御反応のこと。
この免疫力には、腸にいる腸内細菌が重要なカギを握っています。

腸は体内で最大の免疫器官

私たちの体内には、口から食べ物だけでなくさまざまな細菌やウイルスが侵入してきます。腸はこれらの外敵にさらされているため免疫機能が備わっており、免疫細胞の約6割が腸の粘膜に存在するともいわれています。免疫細胞を元気にするためには、腸の健康を維持すること、つまり腸内細菌のバランスを良好にすることが重要です。

腸内細菌の分類

善玉菌	乳酸菌、ビフィズス菌など。乳酸や酢酸、酪酸などを産生し、さまざまな健康効果をもたらす。
悪玉菌	ウェルシュ菌などのクロストリジウム。たんぱく質などを分解し腐敗させ、有害物質を産生する。
日和見菌	大腸菌など。善玉菌、悪玉菌どちらでもなく、勢いの強いほうの菌に味方する。

「食物繊維」と「発酵食品」がよい腸内環境を保つ！

腸内細菌のバランスをよくするためには、善玉菌を増やし、悪玉菌を増やさない食生活が大切。善玉菌のエサになり、便通もよくする食物繊維(野菜・きのこ・海藻・芋・豆類・くだものに豊富)と、善玉菌を増やす乳酸菌などが多く含まれる発酵食品(ヨーグルト、納豆、みそ、ぬか漬けなど)をとりましょう。一方、肉類の過剰摂取は悪玉菌を増やしてしまうので適量を心がけて。

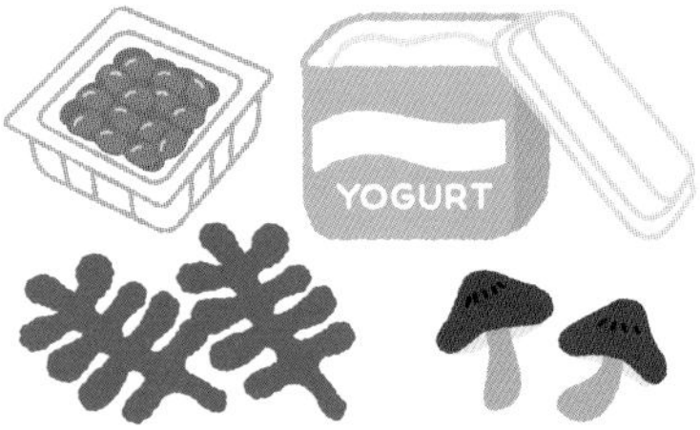

そのほか、免疫力を維持するために大切なことは?

腸内環境をよくするために食物繊維や発酵食品は効果的ですが、栄養バランスのよい食生活が基本にあってのこと。また、免疫細胞の働きが低下しないように、規則的な生活リズム、充分な睡眠、適度な運動など、健康的な生活を送ることも忘れずに。

- ☑ 生活リズムを整える
- ☑ バランスのよい食事をとる
- ☑ 朝食をきちんととる
- ☑ 睡眠をしっかりとる
- ☑ 適度に運動をする
- ☑ お風呂につかって体を温める

PART 2

かんたん料理で解決！

仕事の合間にパパッと作れて
栄養もしっかりとれる太鼓判レシピです。
特に丼・めんは初心者の男性にもおすすめ！
テレワークならではの楽しみ、
絶品オーブン・煮込み料理もありますよ。

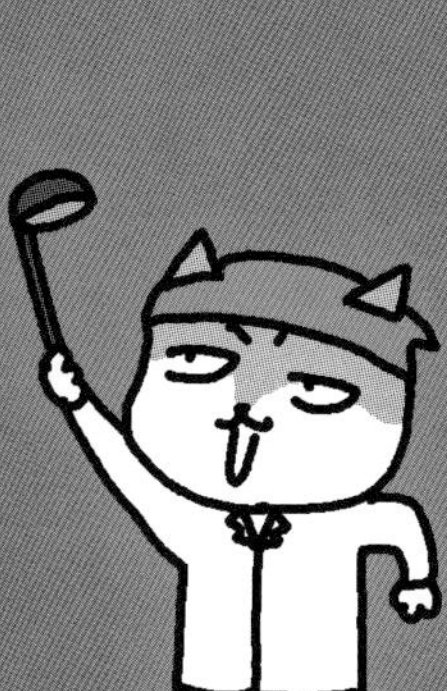

1人分
野菜
100g

「昼ごはん」(34〜51ページ)
「夕ごはん」(56〜77ページ)
では、各食事でとれる野菜
(きのこ・海藻を含む)の重
量を示しています。

昼ごはん 15分で スピード丼・めん

テレワークの日の昼ごはん。「簡単にすませたいけれど、ちゃんと栄養はとりたい！」「いつも同じだから違うものを食べたい！」。そんな願いをかなえる丼やごはんもの、めんをご紹介します。

15分で作れば、お昼休みが充実

テレワークの中の貴重な1時間のお昼休み。 栄養たっぷりの昼ごはんが15分でササッと作れたら、リラックスタイムも確保できますね！

テレワークの日のお昼休み1時間

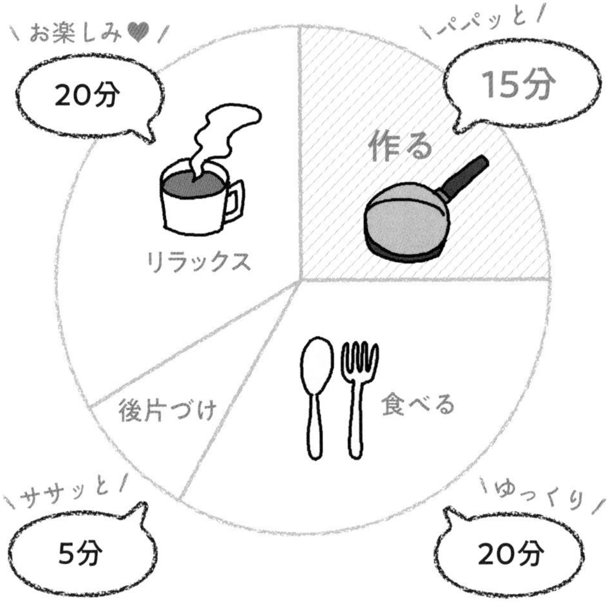

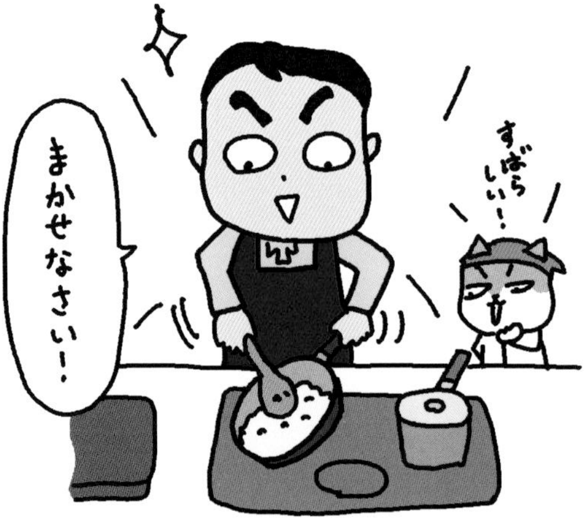

ワンプレートなら時短で栄養バランスばっちり！

盛りつけをワンプレートにすれば、後片づけも簡単！　盛りつけやすいお気に入りの丼やお皿をそろえておくと、ランチがますます楽しくなりそう！

卵をプラスしても

卵は1日のどこかでとりたい食品。目玉焼き、ゆで卵、いり卵などにしてトッピングすると、満足感が高まります。

生野菜を添える

生野菜を盛り合わせても。ビタミン・ミネラル・食物繊維が補えます。サラダ菜など葉野菜なら巻いて食べてもOK。

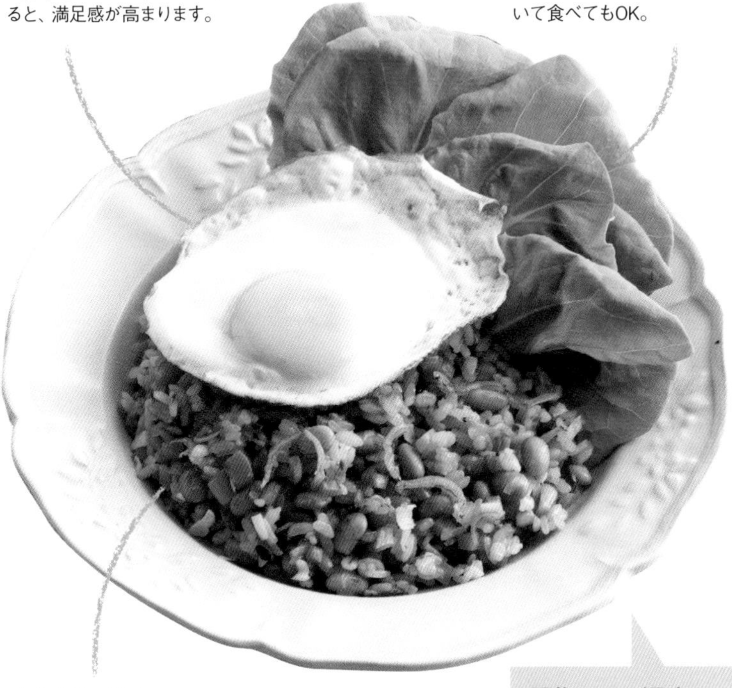

具だくさんにする

主食（ごはん、めん、パン）にたんぱく質食品（魚介、肉、大豆など）と野菜類をたっぷり組み合わせると、ボリュームが出て、見映えもよくなるので、満足感も高まります。

野菜100gが目安

野菜の目標は1日350ｇ以上。昼ごはんでは100g以上とれるとベストです。

時短を助けるストック

15分で作るためには、ごはんは1食分ずつ冷凍しておく、めん類はゆで時間の短いタイプのものを常備しておくなどの準備が決め手。時短に便利な食品をおうちにストックしておきましょう。➔52ページ

大豆とじゃこのチャーハン

大豆でたんぱく質、じゃこでカルシウムアップ！
サラダ菜で巻いていただきます

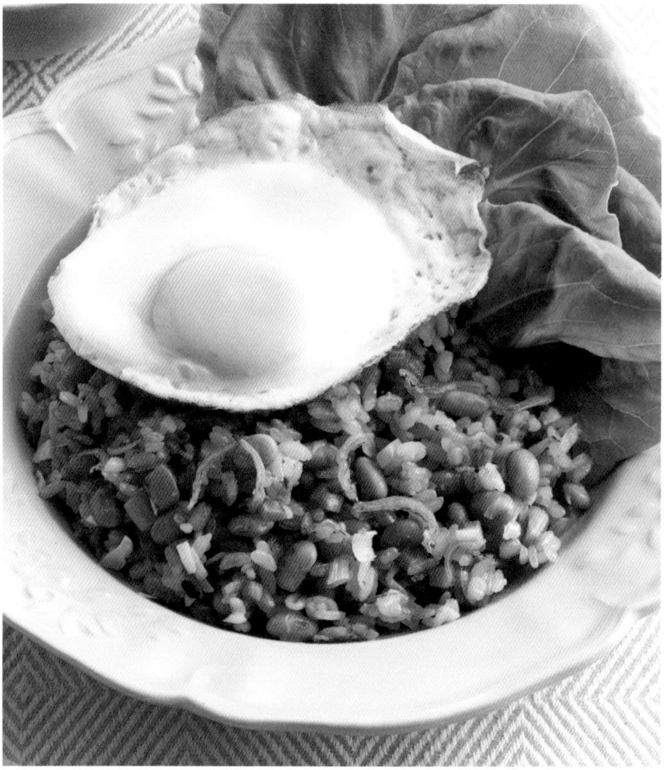

1人分 野菜 100g

1人分 499kcal 塩分 1.9g

材料（2人分）

温かい雑穀入りごはん	300g
大豆ドライパック（無塩タイプ）	80g
にんじん	½本（75g）
ねぎ	¾本（75g）
ちりめんじゃこ	大さじ2（10g）
しょうが（みじん切り）	½かけ分
卵	2個
サラダ菜	½個（50g）
サラダ油	大さじ½＋小さじ½
酒	大さじ1
a しょうゆ	小さじ2
a 塩	少量
a こしょう	少量

作り方

1 にんじんとねぎはあらみじん切りにする。

2 フライパンに油大さじ½を熱し、にんじん、じゃこ、しょうがをさっといため、大豆、ごはんを加えて酒をふり、いためる。

3 ねぎを加えて香りが立ったら**a**をふって手早くいため、サラダ菜を敷いた器に盛る。

4 フライパンを洗って残りの油を熱し、卵を割り入れてふたをして、中火弱で2〜3分焼いてのせる。サラダ菜でチャーハンを包みながらいただく。

ワンポイントアドバイス ★にんじんの代わりに冷凍のミックスベジタブルを活用しても。

鶏ひき肉ともやしのエスニックチャーハン

もやし1袋を加え、低エネルギーで食べごたえアップ。緑黄色野菜のにらもプラス

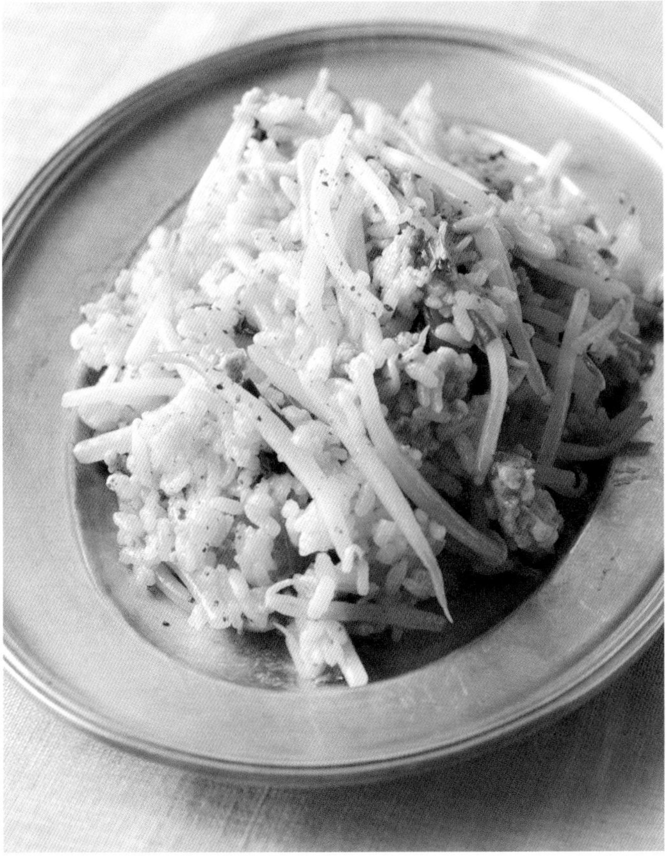

材料（2人分）

- 鶏ひき肉……100g
- もやし……1袋（200g）
- にら……⅓束（30g）
- サラダ油……大さじ1
- しょうが（みじん切り）……大1かけ分
- 塩……少量
- 温かいごはん（胚芽精米）……300g
- a
  - しょうゆ……小さじ2
  - 砂糖……小さじ1⅓
  - 一味とうがらし……少量

1人分 野菜 115g

1人分 431kcal 塩分 1.4g

作り方

1 もやしは洗ってしっかり水けをきる。にらは1〜2cm幅に切る。

2 フライパンに油を中火で熱し、しょうが、ひき肉、塩を入れてほぐしながらいためる。肉の色が完全に変わったら、もやしを加えてさっといためる。ごはんを加えていため、ほぐれたら、にらを加えてさっといため、aを加えていため合わせる。

サバのトマトカレーライス

サバ缶はうま味と栄養を含んだ汁ごと活用。緑黄色野菜のトマトでビタミンもたっぷり！

材料（2人分）

サバ水煮缶	1缶（160g）
玉ねぎ	1個（200g）
トマト	大1個（200g）
a　クミンシード（あれば）	小さじ1
a　オリーブ油	大さじ1
水	1½カップ
カレールー	40g
温かいごはん	300g

作り方

1 玉ねぎはみじん切りにする。トマトは8等分のくし形切りにする。

2 なべにaを入れて中火にかけ、香りが立ったら玉ねぎをいためる。

3 サバを缶汁ごと加え、トマトと水を加える。 煮立ったらときどき混ぜ、表面がポコポコと煮立つくらいの火加減で10分ほど煮る。 火を消してカレールーをとかして混ぜ、再び中火にかけてとろみがつくまで煮る。

4 器にごはんを盛り、3をかける。

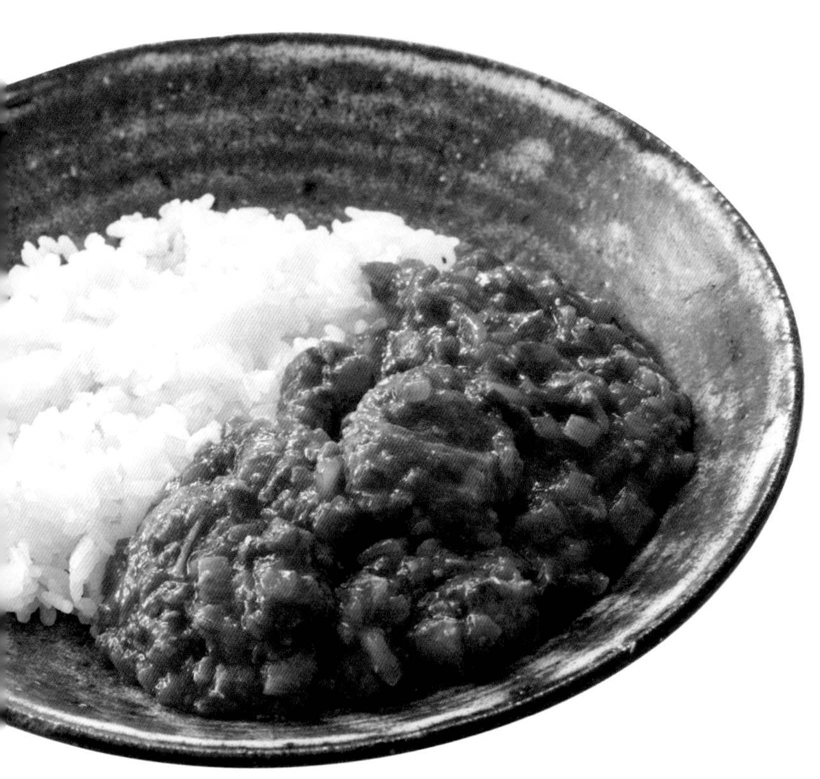

1人分 野菜 200g

1人分 622kcal 塩分 2.8g

ワンポイントアドバイス

★さっぱりとした作りおきの酢キャベツ（88ページ）をつけ合わせにするのもおすすめ。

★生トマトの代わりに水煮トマト缶を使うと、より時短に。

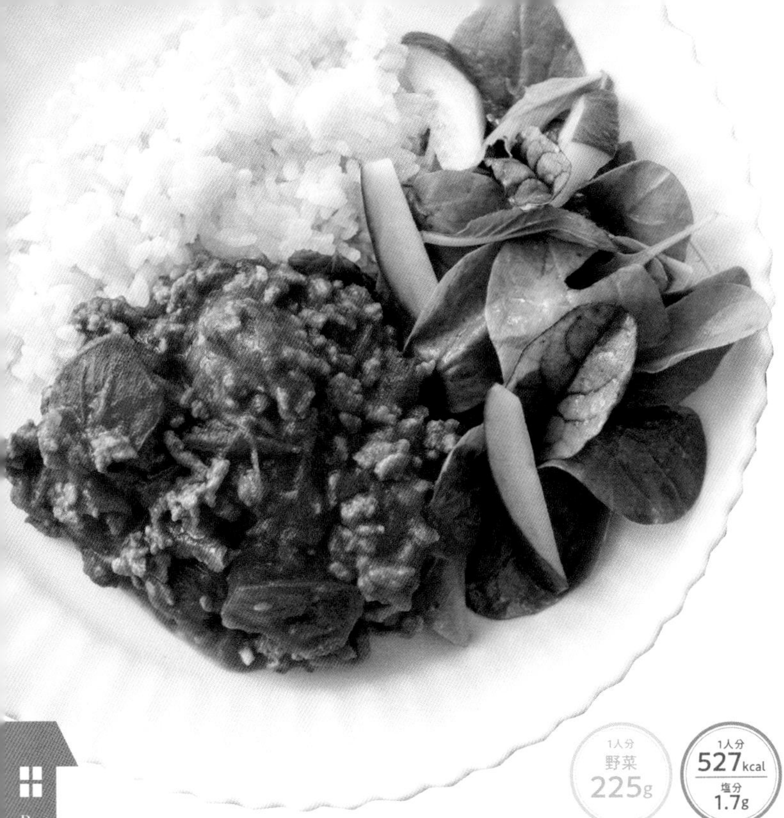

トマトとひき肉のカレーいためごはん

カレー粉を加えて、フライパンでいためるだけ。
レトルトより脂質が少なく断然ヘルシー！

1人分 野菜 225g

1人分 527kcal 塩分 1.7g

材料（2人分）

トマト	大2個（400g）
オリーブ油	小さじ1
にんにく（みじん切り）	1かけ分
牛豚ひき肉	160g
カレー粉	小さじ2
塩	小さじ⅔
みりん	大さじ1
温かいごはん	300g
ベビーリーフ	15g
きゅうり	⅓本（30g）
a レモン果汁・オリーブ油	各小さじ½
a 塩	少量

作り方

1. トマトはへたをとり除き、1.5㎝角に切る。
2. フライパンにオリーブ油とにんにくを入れて弱火で熱し、香りが立ったらひき肉とカレー粉、塩を加えていためる。
3. 肉の色が変わったら、トマトとみりんを加え、強火で3分ほどいためる。
4. つけ合わせのサラダを作る。ベビーリーフはさっと洗い、水けをよくきる。きゅうりは縦半分に切り、斜めに5㎜厚さに切る。ボールに**a**を入れて混ぜ合わせ、ベビーリーフときゅうりを加え、さっとあえる。
5. 器にごはんを盛り、3をかけ、4を添える。

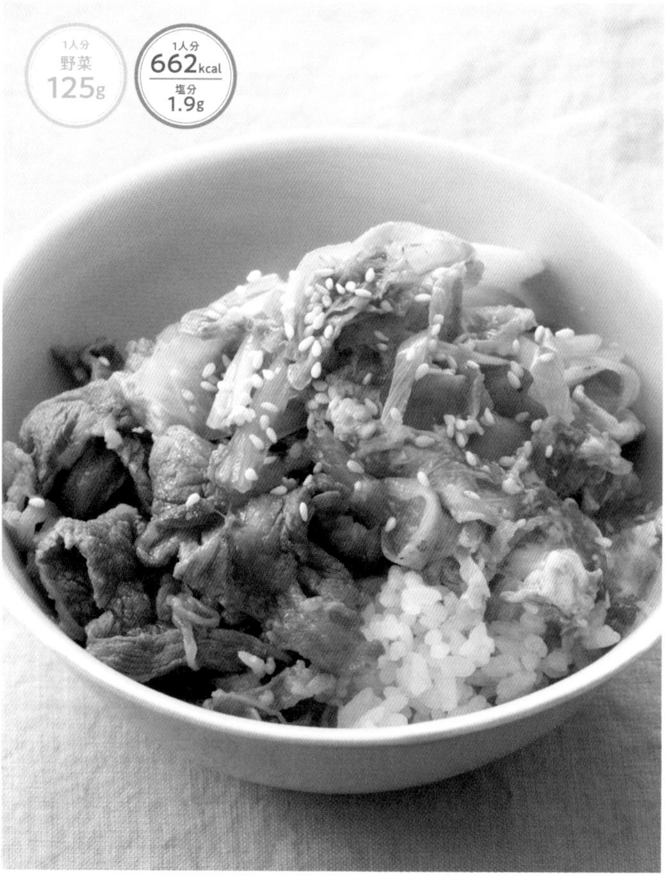

白菜と牛肉のすき焼き風どんぶり

甘辛い煮汁を含ませた白菜がたっぷり。
仕上げに卵でとろりととじて

材料（2人分）

白菜		2枚（200g）
ねぎ		50g
牛ロース薄切り肉※		150g
ごま油		小さじ1
みりん		大さじ2
a	だし	1¼カップ
	酒	大さじ1
b	しょうゆ	小さじ2
	塩	小さじ¼
とき卵		2個分
温かいごはん		300g
いり白ごま		小さじ2

※豚ロース肉しゃぶしゃぶ用でもおいしい。

作り方

1 白菜は長さを2等分に切り、縦に2㎝幅に切る。ねぎは斜め薄切りにする。牛肉は食べやすく切る。

2 なべにごま油を中火で熱し、牛肉をいためる。肉の色が変わったらみりんを加えてからめ、とり出す。続けて白菜とねぎをさっといため、**a**を加えて煮立ったらアクを除き、ふたをして弱火で約10分煮る。

3 **b**を加えて牛肉を戻し入れ、とき卵をまわし入れて半熟状に煮る。ごはんの上に盛り、白ごまをふる。

豚肉のしょうが焼き丼

フライパン1つで、簡単にできる！
さっといためた野菜をたっぷりのせて

1人分 野菜 65g

1人分 634kcal 塩分 2.3g

材料（2人分）

豚肩ロース肉しょうが焼き用	200g
小麦粉	大さじ1
しょうが（すりおろす）	2かけ分
a 酒	大さじ2
a しょうゆ	小さじ4
a みりん	小さじ4
もやし	½袋（100g）
小ねぎ	5〜6本（30g）
サラダ油	小さじ4
塩・あらびき黒こしょう	各少量
温かいごはん（胚芽精米）	300g

ワンポイントアドバイス　★あればトマトやゆでたキャベツなどを添えると、さらに野菜がアップ。

作り方

1 豚肉は筋を切り、小麦粉を両面にまぶす。
2 もやしは洗い、小ねぎは4〜5cm長さに切る。
3 フライパンを強火で熱し、油小さじ2を入れる。もやしと小ねぎを入れてさっといため、塩、こしょうをふる。
4 ごはんを器に盛り、3の野菜をのせる。
5 3のフライパンを中火で熱し、油小さじ2を入れる。豚肉を広げて入れ、焼き色がつくまで1分ほど焼き、裏返す。裏側も焼き色がついたら一度火を消し、aの合わせ調味料を加える。
6 再び火をつけて中火にし、肉を裏返しながらたれをよくからめる。火を消し、肉を4の器に盛る。

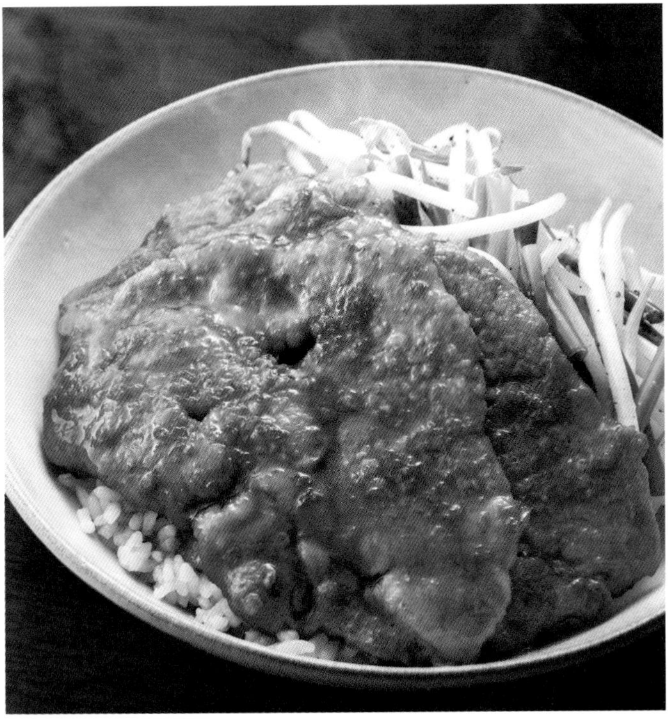

サケのちゃんちゃん焼き丼

たっぷりの野菜とサケがとれる一品。
サケの身をほぐしながら豪快にいただきます

1人分
野菜
195g

1人分
565kcal
塩分
3.2g

材料（2人分）

- 生ザケ……2切れ（200g）
- 塩……小さじ¼
- こしょう……少量
- キャベツ……250g
- ピーマン……2個（60g）
- にんじん……4cm（80g）
- a
  - しょうが（すりおろす）……2かけ分
  - みそ……大さじ2
  - 酒……大さじ2
  - みりん……大さじ2
- サラダ油……小さじ2
- バター……小さじ2
- 温かいごはん……300g

ワンポイントアドバイス　★野菜はカット野菜（いため物用ミックス野菜）を活用すると、より時短に。

作り方

1. サケに塩をふり、5分ほどおく。にんじんは縦に5mm幅に切る。ピーマンは縦半分に切り、横に1cm幅に切る。キャベツの葉は2cm幅にザクザクと切り、芯は薄く切る。
2. サケの水けをふき、こしょうをふり、油を中火で熱したフライパンに入れる。1分ほど焼いて色づいてきたら、裏返して同様に焼く。
3. サケを端に寄せ、にんじんを入れてさっといためる。キャベツとピーマンも加え、いためる。サケを中央に戻してまわりを野菜で囲む。野菜にaのみそだれをまわしかけ、ふたをして5分ほど蒸し焼きにする。
4. 野菜にバターをからめる。器にごはんを盛り、野菜とサケをのせる。

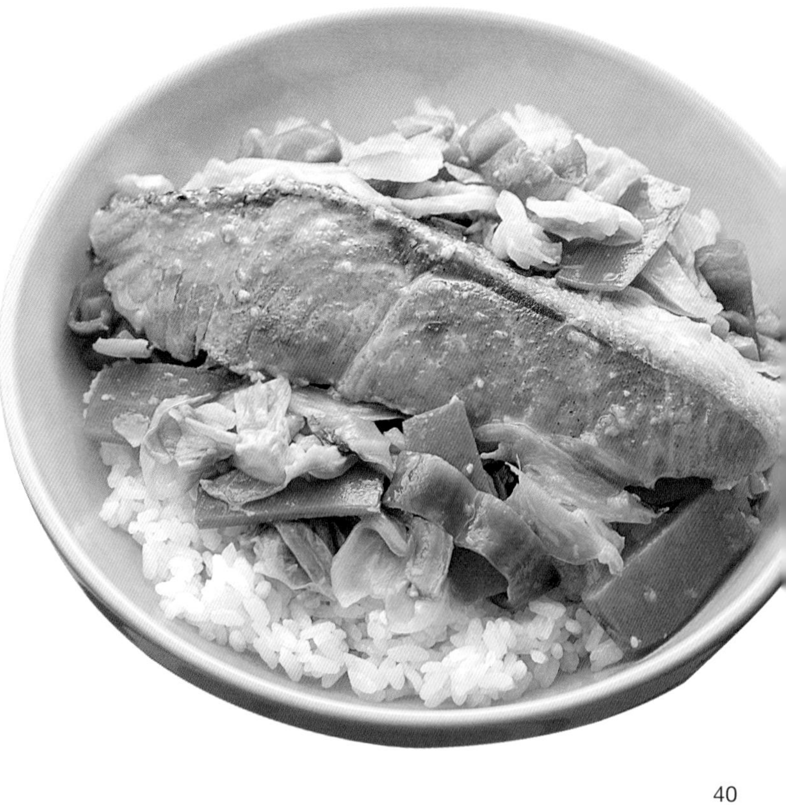

サバ缶豆腐丼

ごはんにレタスを混ぜてボリュームアップ。
シャキシャキとした食感も楽しめます

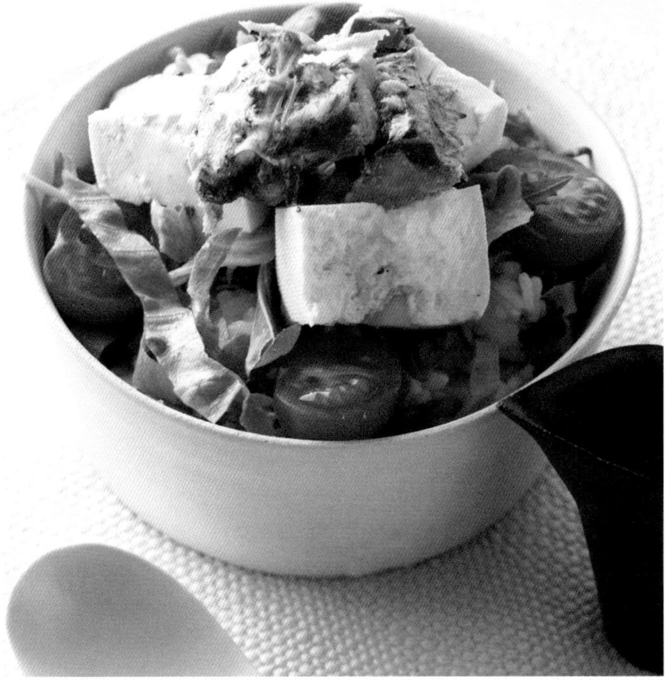

1人分
野菜
90g

1人分
452kcal
塩分
1.2g

材料（2人分）

もめん豆腐	⅔丁（200g）
サバ水煮缶	大½缶（身75g）
レタス	4枚（120g）
ベビーリーフ（あれば）	20g
ミニトマト	4個（40g）
温かいごはん（胚芽精米）	300g
a おろし玉ねぎ	大さじ1
a ポン酢しょうゆ（市販品）	大さじ1
a オリーブ油・サバ缶の汁	各大さじ½
a 塩	少量
a あらびき黒こしょう	少量

作り方

1. 豆腐は一口大にちぎり、キッチンペーパーにのせて水けをきる。
2. レタスとベビーリーフは洗って水けをふき、レタスは5㎜幅に切る。ミニトマトはへたを除いて半分に切る。
3. ごはんにレタスを混ぜて器に盛り、ベビーリーフ、ミニトマト、1、ほぐしたサバの身をのせる。
4. aを混ぜ合わせてかける。

ワンポイントアドバイス ★たれは、サバ缶の汁・しょうゆ・ごま油各大さじ½、オイスターソース小さじ½、こしょう少量の組み合わせにアレンジしても。

アジアンチキンライス

ごはんも、おかずも、炊飯器1つで手軽に。
炊く時間を除けば15分で準備OK！

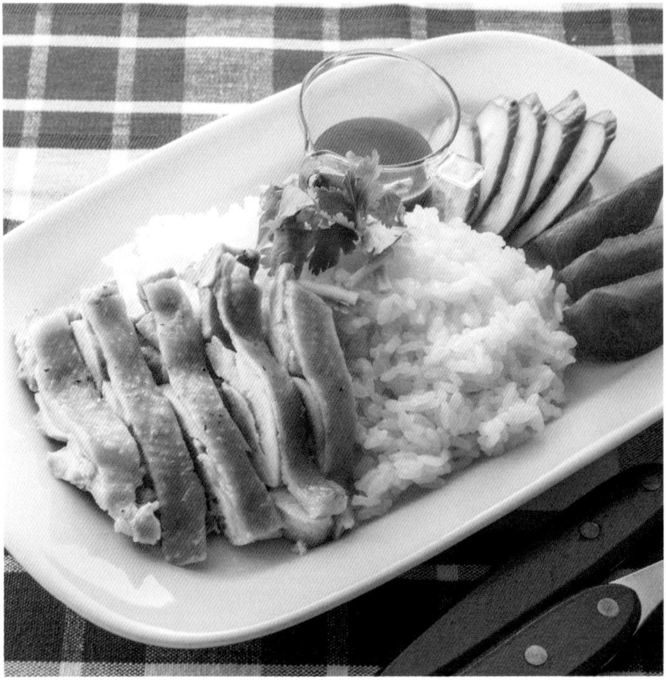

1人分
野菜
85g

1人分
539kcal
塩分
1.7g

材料（4人分　作りやすい分量）

鶏もも肉	2枚（450g）
塩	小さじ1
こしょう	少量
米	2合（300g）
a　水	1¾カップ
a　酒	大さじ1
ねぎの青い部分	1本分
しょうがの皮	1かけ分
きゅうり	1本（100g）
トマト	大1個（240g）
香菜《しゃんつぁい》（好みで）	適量
b　トマトケチャップ	大さじ2
b　レモン果汁	大さじ1
b　はちみつ	小さじ2

作り方

1. 鶏肉は包丁の刃先で表と裏をまんべんなく刺す。塩、こしょうをふり、手でよくなじませる。米はさっととといでざるにあげ、水けをよくきる。
2. 炊飯器の内釜に米を入れ、**a**を加えてひと混ぜする。ねぎ、しょうがの皮をのせる。鶏肉を皮を上に向け、2枚が重ならないようにのせ、普通に炊く。
3. きゅうりは斜め切りに、トマトは食べやすい大きさに切る。香菜は1cm幅くらいに切る。
4. ごはんが炊き上がったら鶏肉、ねぎ、しょうがをとり出し、ごはんをさっくりと混ぜる。
5. 鶏肉が少しさめたら、食べやすく切る。器にごはん、鶏肉、きゅうり、トマトを彩りよく盛る。香菜を添え、混ぜ合わせた**b**のソースをかける。

ゴーヤーピリ辛肉みそそうめん

ほろ苦いピリ辛肉みそが病みつきに。
多めに作りおきして、ごはんにかけても

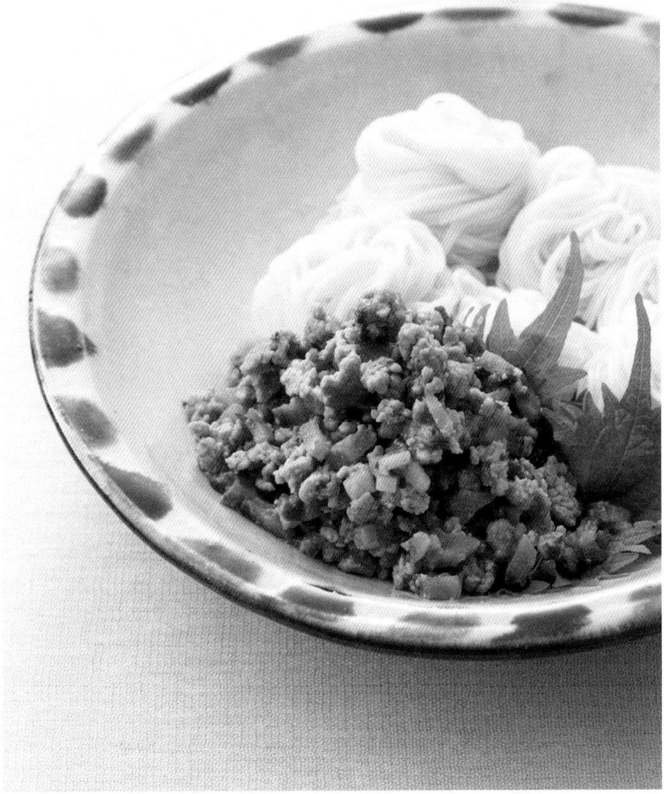

1人分
野菜
50g

1人分
552kcal
塩分
2.5g

材料（2人分）

ゴーヤー		½本（100g）
ごま油		大さじ1
豚ひき肉		100g
a	みそ・酒	各大さじ1
	しょうゆ・砂糖	各小さじ1
	豆板醤《とうばんじゃん》	小さじ½
そうめん		4束（乾200g）
青じそ		4枚

ワンポイントアドバイス　★トマトなどを添えると野菜が増えてボリュームもアップ。

作り方

1 ゴーヤーは縦半分に切り、種とわたを除いてみじん切りにする。
2 フライパンにごま油を中火で熱し、ゴーヤーをさっといためる。
3 ひき肉を加えてぽろぽろになるまでいためたら、混ぜ合わせたaを加えて1分ほどいためる。
4 そうめんはたっぷりの熱湯で袋の表示時間どおりにゆで、ざるにあげて冷水で冷やし、水けをきる。器に盛り、青じそを敷いて3を盛る。

ツナとトマトのぶっかけそうめん

具だくさんにすれば、たんぱく質も
ビタミンも1品でしっかりとれます

1人分
野菜
105g

1人分
566kcal
塩分
3.5g

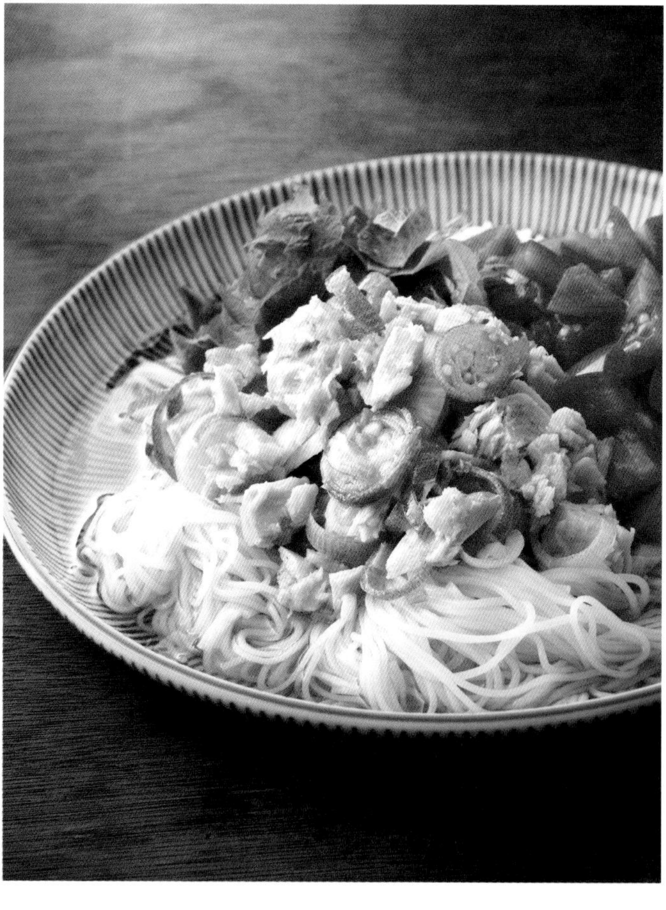

材料（2人分）

そうめん	4束（乾200g）
トマト	大1個（200g）
ツナ缶（油漬け）	大1缶（140g）
みょうが	1個
削りガツオ	2パック（6g）
青じそ	10枚
めんつゆ（3倍濃縮）	大さじ2
冷水	1カップ

ワンポイント
アドバイス
★トマトとツナの代わりに、オクラ、納豆、長芋のねばねば食材の組み合わせにアレンジしてもおいしい。

作り方

1. トマトは1cm角に切る。みょうがは2mm厚さの小口切りにする。
2. ツナは油をきって容器に入れ、みょうがと削りガツオを加えて混ぜる。
3. そうめんはたっぷりの熱湯で袋の表示時間どおりにゆでる。ざるにあげてボールに入れ、流水でよく冷やし、もみ洗いしてから、水けをきる。
4. 器にそうめんを盛り、トマトをのせる。しそを手でちぎってのせ、ツナのトッピングも盛り合わせる。冷水で希釈しためんつゆをまわしかける。

肉汁つけうどん

冷凍うどんは、電子レンジで解凍。
汁だけパパッと作れば、すぐに食べられます

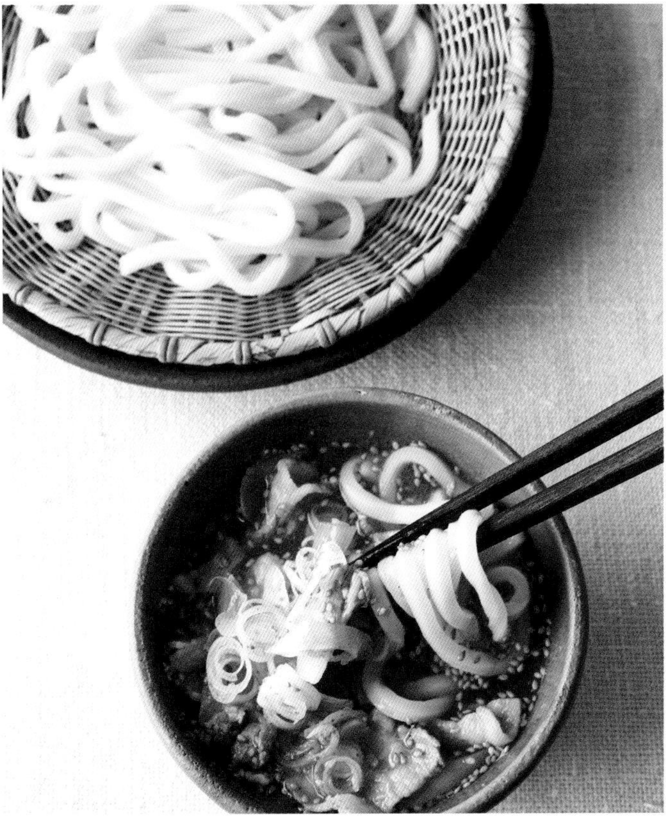

1人分
野菜
40g

1人分
473kcal
塩分
1.7g

・栄養価はつけ汁40%摂取として算出。

材料（2人分）

冷凍うどん		2玉（360g）
豚バラ薄切り肉		100g
ねぎ		細1本（80g）
削りガツオ		1パック（3g）
いり白ごま		大さじ1
ごま油		小さじ2
a	水	1½カップ
	めんつゆ（3倍濃縮）	大さじ3
	酢	大さじ1

ワンポイントアドバイス

★つけめんは野菜がとりにくいので簡単な小さなおかずを添えて。きゅうりをごま油と塩であえたものなどがおすすめ。

作り方

1 ねぎは7〜8cm分を小口切りに、残りは7〜8mm幅の斜め切りにする。豚肉は4〜5cm長さに切る。削りガツオは袋の上からもみつぶし、粉末状にする。

2 なべにごま油を中火で熱し、豚肉をいためる。色が変わったら斜め切りにしたねぎと**a**を加え、煮立ったら弱火にして5分煮る。

3 うどんは電子レンジで解凍し、冷水にとって洗い、ぬめりを除く。ざるにあげて水けをきり、器に盛る。

4 深めの器に2を入れ、削りガツオと白ごま、小口切りにしたねぎをのせる。3をつけて食べる。

オクラとベーコンのトマトスパゲティ

野菜とベーコンのうま味が豊かなソース。
オクラの粘りでスパゲティによくからみます

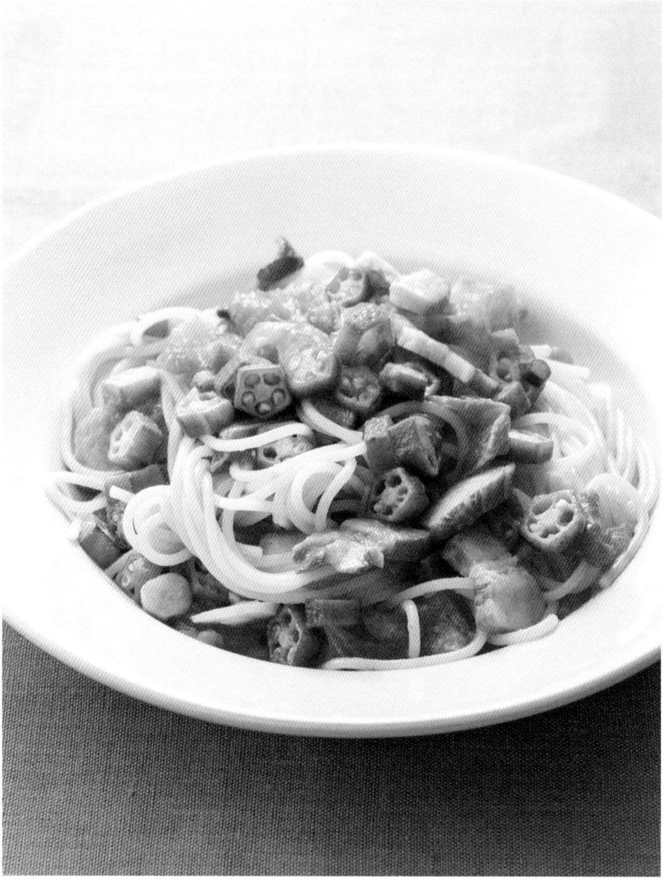

1人分 野菜 200g

1人分 547kcal 塩分 2.3g

材料（2人分）

オクラ	10本（100g）
トマト	2個（300g）
ベーコン（厚切り）	80g
a オリーブ油	大さじ2
a にんにく（薄切り）	1かけ分
赤とうがらし	½本
スパゲティ	乾160g

作り方

1 オクラは5㎜厚さの小口切りにする。トマトは一口大に切る。ベーコンは1㎝幅に切る。

2 フライパンにaを中火で熱し、ベーコンを加えていためる。赤とうがらしとオクラ、トマトを加え、トマトが煮くずれるまで煮る。

3 なべに湯を沸かして塩適量（湯の1%）を入れ、スパゲティを表示時間より1分短くゆで、ざるにあげる。ゆで汁を大さじ5とっておく。

4 スパゲティとゆで汁を2に加えて30秒ほど混ぜ、器に盛る。

大豆入りトマトスパゲティ

ひき肉の代わりに大豆を使ってミートソース風に。
ゆでたブロッコリーやアスパラガスを添えても

材料（2人分）

ゆで大豆	100g
a オリーブ油	大さじ2
a にんにく（みじん切り）	2かけ分
a アンチョビー	1切れ
a 赤とうがらし（種を除く）	½本
玉ねぎ（みじん切り）	½個分（100g）
カットトマト缶	½缶（200g）
スパゲティ	乾160g
粉チーズ	大さじ1

作り方

1 フライパンにaを入れて中火でいため、アンチョビーがほぐれたら玉ねぎを加えていためる。
2 玉ねぎが透き通ったらトマトを加え、木べらでよく混ぜながら煮る。全体に油がなじんだら大豆を加え、とろりとなったら火を消す。
3 スパゲティを表示の時間どおりにゆで（ゆで湯に塩は不用）、ざるにあげる。
4 2を中火で熱し、3を加えて混ぜる。器に盛り、粉チーズをかける。

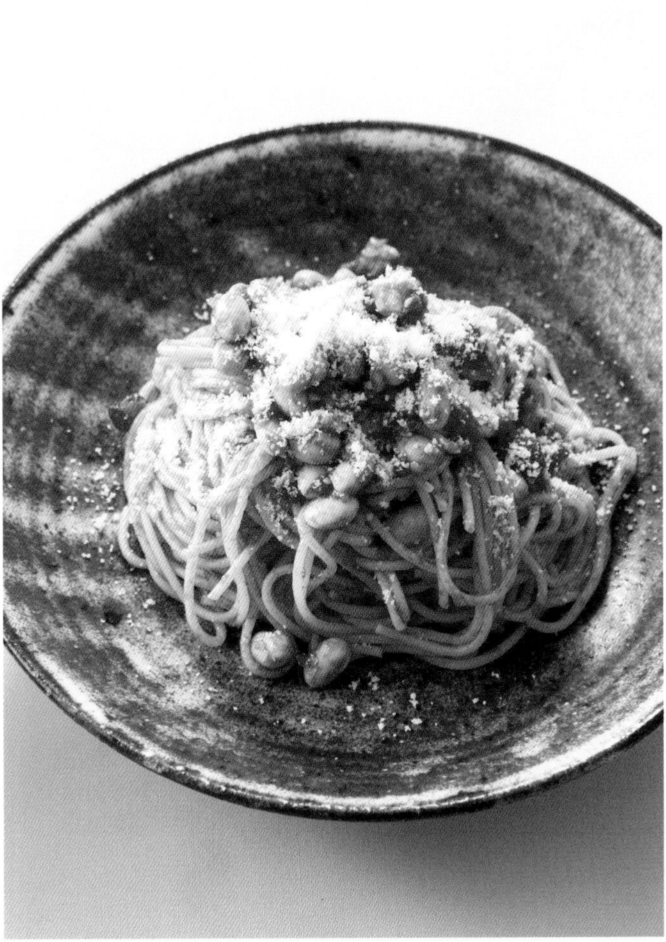

1人分 野菜 150g

1人分 547kcal 塩分 0.6g

ブロッコリーとオイルサーディンのペンネ

たっぷりの緑黄色野菜がペロリと食べられます。
仕上げにソースとペンネをよくからめて

材料（2人分）

ブロッコリー	½個（150g）
オイルサーディン	1缶（100g）
トマト（2㎝の角切り）	1個（150g）
赤とうがらし	1本
ペンネ	乾120g
塩	適量
にんにく（薄切り）	1かけ分
オリーブ油	大さじ1

1人分 野菜 150g

1人分 503kcal 塩分 0.7g

作り方

1 ブロッコリーは皮を厚めにむいた茎とともにあらみじんに切る。オイルサーディンは缶汁をきる。 赤とうがらしは半分に切って種を除く。

2 塩を入れた熱湯でペンネを袋の表示時間より2分短くゆでる。

3 フライパンにブロッコリーとにんにく、赤とうがらし、オリーブ油、2のゆで汁を1カップ入れ、ふたをして中火で5分煮る。オイルサーディンとトマト、ペンネを加え、3分ほど煮からめ、器に盛る。

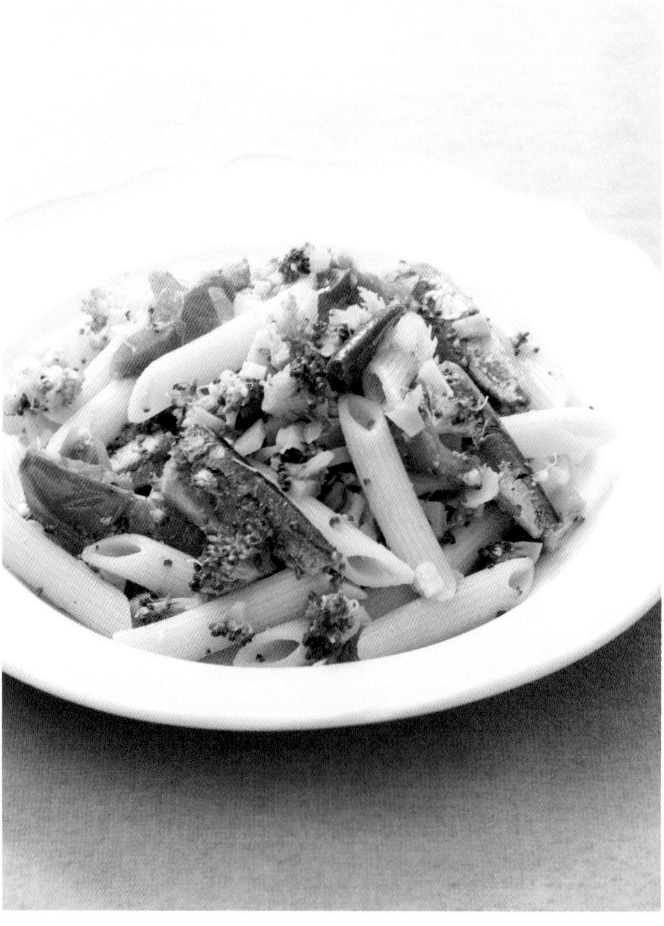

タコと野菜の冷たいパスタ

ソースは冷やしながら味をなじませておきます。
タコの代わりに、ツナ&枝豆や、ゆで鶏でも

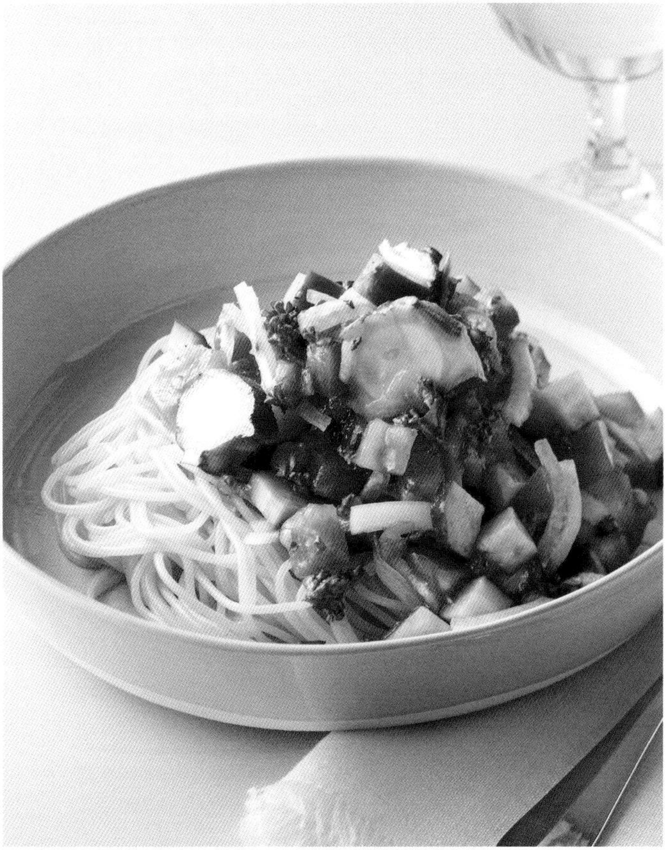

1人分 野菜 140g

1人分 480kcal 塩分 2.2g

材料（2人分）

- ゆでダコ……120g
- レモン果汁……大さじ1
- トマト（完熟のもの）……大1個（200g）
- きゅうり……½本（50g）
- 玉ねぎ……⅛個（25g）
- にんにく（好みで）……少量
- 刻みパセリ……1本分（5g）
- オリーブ油※……大さじ1½
- a
  - 塩……小さじ⅓弱
  - あらびき黒こしょう・タバスコ（商品名）……各少量
- スパゲティ（1.4㎜）……乾160g

※あればエキストラバージン。

作り方

1. タコは薄切りにしてレモン果汁をからめ、汁けをきる。
2. トマトは皮つきのまま1㎝角に切る。きゅうりは4つ割りにしてから5㎜厚さに切る。玉ねぎは横に薄切りにする。
3. ボールににんにくをこすりつけ（またはすりおろして少量加える）、1、2、パセリ、オリーブ油を入れて混ぜる。aを加えて混ぜ、スパゲティをゆでる間に冷蔵庫で冷やす。
4. 約1.5Lの熱湯に塩小さじ2（分量外）を入れ、スパゲティを表示の時間どおりにゆで、ざるにあげる。器に盛り、3をかける。

まるで本物の冷めんみたい！
低エネルギーなので、食べすぎた翌日の昼ごはんに

しらたきの冷めん

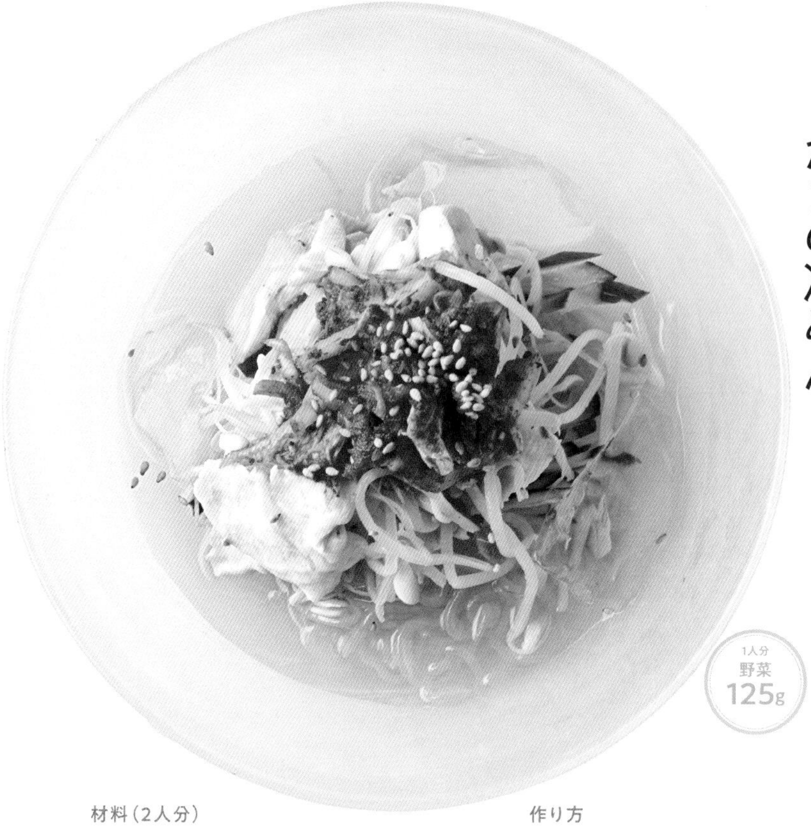

1人分 野菜 125g

1人分 119kcal 塩分 2.2g

・栄養価は汁30%摂取として算出。

材料（2人分）

	しらたき	360g
	しょうゆ	小さじ2
	鶏ささ身（そぎ切り）	100g
	大豆もやし	100g
a	酒	大さじ2
a	塩	少量
	きゅうり（細切り）	1本（100g）
	白菜キムチ（細切り）	50g
b	水	1カップ
b	りんごジュース	大さじ4
b	酢	大さじ2
b	顆粒鶏がらだし	大さじ½
	いり白ごま	小さじ1
	氷	適量

作り方

1. 耐熱容器に大豆もやしを入れ、ささ身を広げてのせ**a**をまわしかける。ラップをかけて電子レンジ（600W）で2分加熱し、そのままさます。
2. **b**は合わせて冷蔵庫で冷やす。
3. しらたきはキッチンばさみで長さを半分に切ってなべに入れ、かぶるくらいの水を注いで中火にかける。沸騰したら3分ほどゆでてざるにあげ、しょうゆをからめてそのままさまして味を含ませる。
4. 器に*3*を盛って*2*をかけ、*1*、きゅうり、白菜キムチをのせて白ごまをふり、氷を浮かべる。

ワンポイントアドバイス　★しらたきの代わりに、冷めんやそうめん、うどんにしてもOK。なお、そうめん（乾100g）ならエネルギーは340kcal、うどん（ゆで200g）なら200kcalほどアップ。

アサリとトマトのあんかけ焼きそば

パリッと香ばしいめんに赤いあんをとろ〜り。
アサリとトマトのうま味が絶妙です

材料（2人分）

中華蒸しめん		2玉（300g）
アサリ（砂抜きしたもの）		殻つき200g
トマト		大2個（400g）
サラダ油		小さじ2
a	水	1½カップ
	オイスターソース	小さじ2
	ごま油	小さじ1
	にんにく（すりおろす）	小さじ¼
b	かたくり粉	大さじ1½
	水	大さじ3
小ねぎ（小口切り）		3本分（15g）
ときがらし・酢		各適宜

1人分 野菜 210g

1人分 444kcal 塩分 2.2g

作り方

1 トマトは2cm角に切る。めんは袋の口を少しあけ、電子レンジ（600W）で1分ほど温める。

2 フライパンにサラダ油を中火で熱し、めんを入れてほぐす。形を整えてそのまましばらく動かさずに焼きつけ、上下を返して全体に焼き色がつくまで5分ほど焼く。

3 なべにトマトを入れてアサリをのせ、**a**を加えてふたをし、中火にかける。アサリの殻が開いたら混ぜ合わせた**b**を加え、とろみをつける。

4 2を器に盛り、3のあんをかけて小ねぎをのせる。好みでからしを添え、酢をかける。

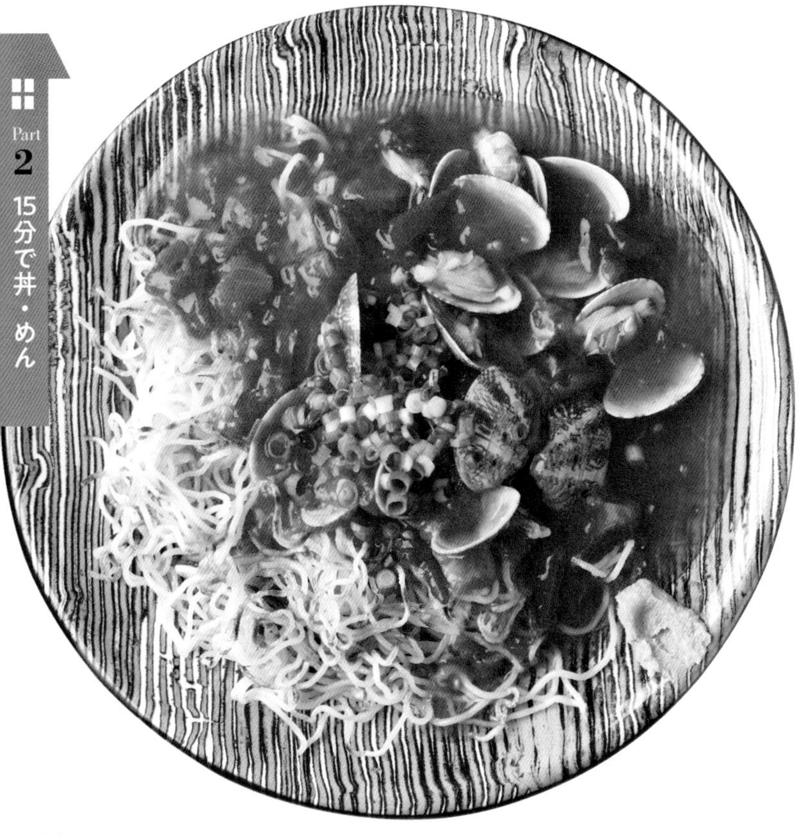

時短＆栄養アップのために

ストックしておきたい便利食材

備えあれば憂いなし！　簡単に調理でき、栄養もしっかりとれる食材をおうちにストックしておけば、忙しいときだけでなく、いざというとき（非常時）にも大助かり！

ごはん、パン、めん類

エネルギー源として

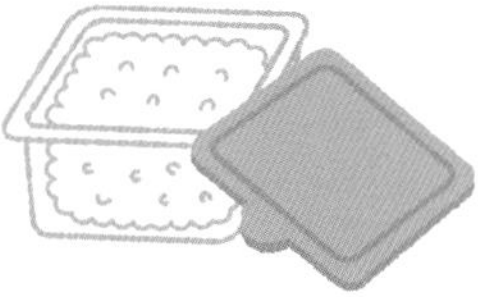

ごはんはまとめて炊いて、1食分ずつラップで包むまたは保存容器に入れて冷凍保存しておく。

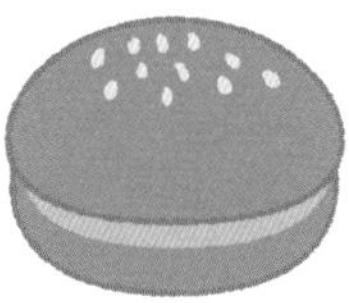

バンズやロールパンなど、サンドにして食べやすいパンを1食分ずつラップで包んで冷凍保存。

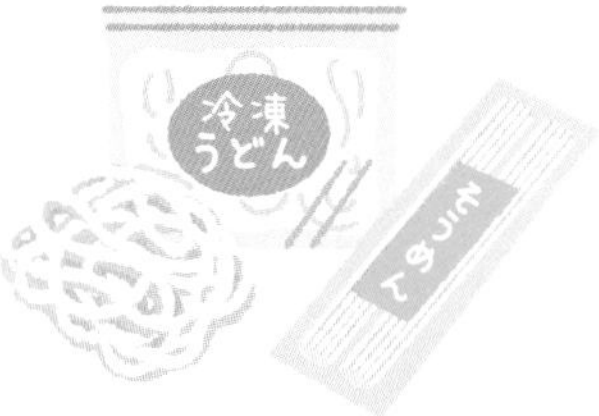

数分でゆでることができる、冷凍ゆでめん、そうめん、早ゆでタイプのパスタなどがおすすめ。

魚介、肉、豆・豆製品

たんぱく質などの供給源として

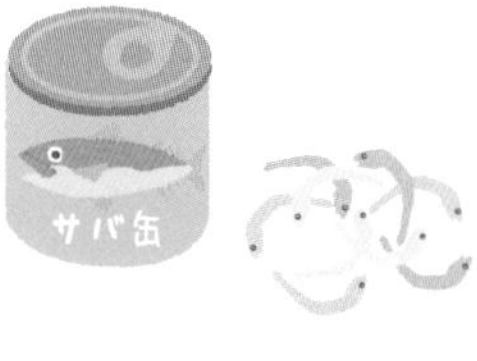

魚の缶詰、シラス干し、干しエビ、冷凍シーフードミックス、カニかま、ちくわ、魚肉ソーセージなど。

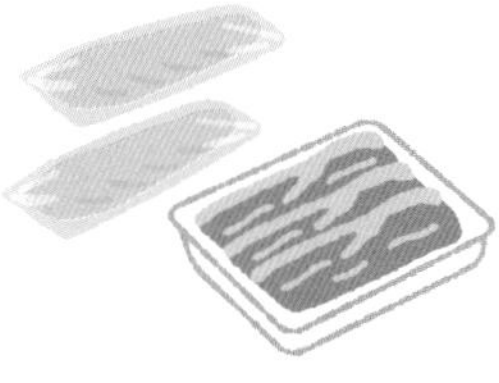

解凍しやすい肉（鶏ささ身、薄切り肉など）を1食分ずつラップで分けて冷凍。ハムやソーセージも便利。

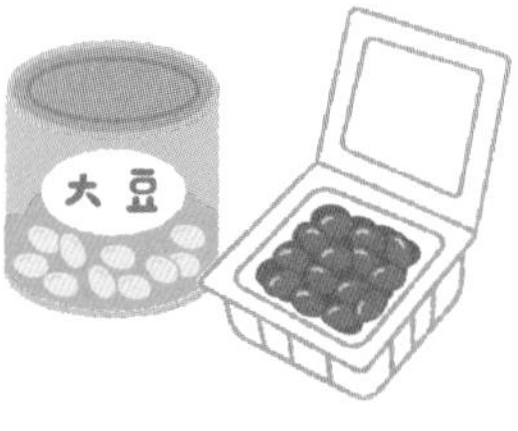

納豆、豆腐、がんもどき、ゆで大豆、ミックスビーンズなど。おからパウダーは食物繊維が豊富。

乳製品、卵

たんぱく質、カルシウムなどの供給源として

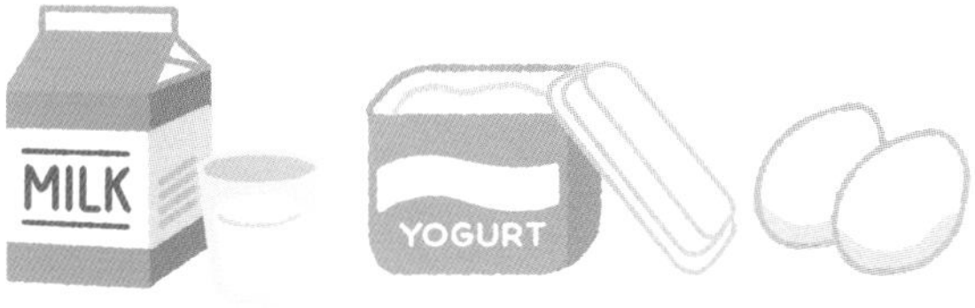

牛乳、ヨーグルト、チーズは常備しておきたい。卵はついでにゆでておくと便利。

野菜、きのこ、海藻など

ビタミン、ミネラル、食物繊維の供給源として

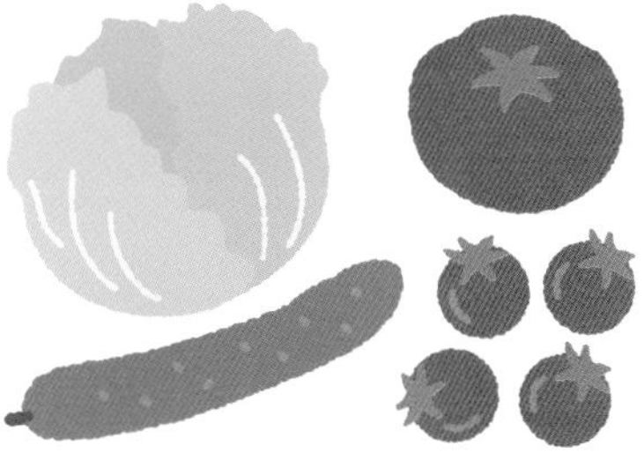

洗ってすぐ食べられる生野菜（トマト、きゅうり、レタス類など）をいつも冷蔵庫の野菜室に。

冷凍野菜も便利。ブロッコリー、ほうれん草、かぼちゃ、オクラ、コーン、ミックスベジタブルなど。

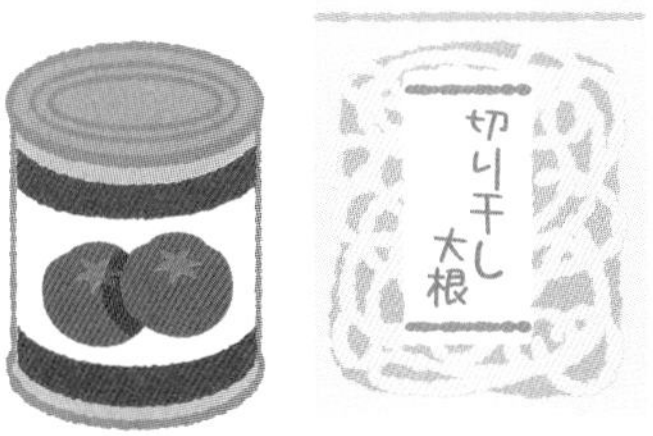

缶詰（トマト水煮、きゅうりのピクルス）や乾物（切り干し大根）など、常温で長期保存できる野菜も便利。トマトジュースや野菜ジュースも料理に活用できる。

海藻・きのこの乾物もおすすめ（カットわかめ、ひじき、糸かんてん、とろろこんぶ、乾燥きのこなど）。生きのこは食べやすい大きさにして冷凍しておいても。

夕ごはん 20分で おかず2品

テレワークしながら1日3食作るのはたいへんですよね。
「夕ごはんも手抜きしたい！」。そんな日に役立つ、おかず2品でも栄養バランスばっちりの献立を紹介します。

20分で2品を簡単に作るコツ

「材料はまとめて切る」「加熱調理も同時進行で」などの段どりが、時短のコツ。また、便利な食材や道具にも、この際どんどん助けてもらいましょう。

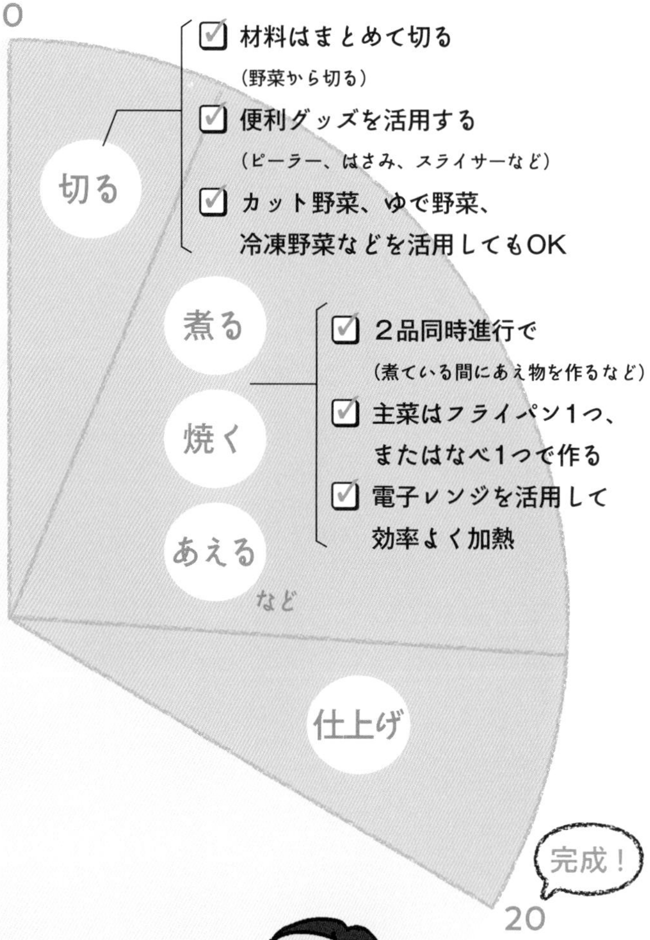

0
切る
☑ 材料はまとめて切る
（野菜から切る）
☑ 便利グッズを活用する
（ピーラー、はさみ、スライサーなど）
☑ カット野菜、ゆで野菜、
冷凍野菜などを活用してもOK
煮る
焼く
あえる
など
☑ 2品同時進行で
（煮ている間にあえ物を作るなど）
☑ 主菜はフライパン1つ、
またはなべ1つで作る
☑ 電子レンジを活用して
効率よく加熱
仕上げ
完成！
20

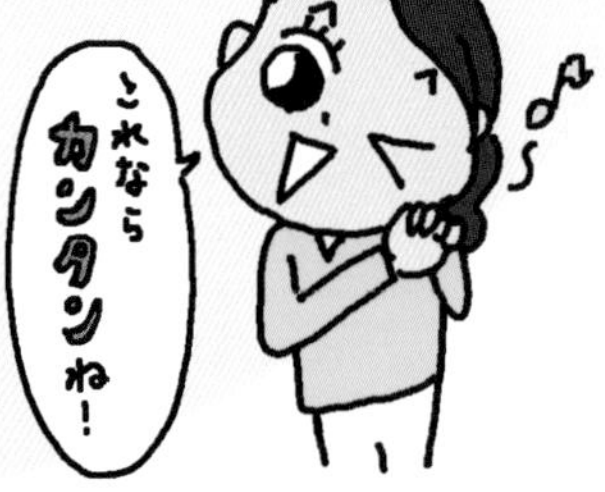

これならカンタンね！

2品おかずでも、これなら栄養ばっちり！

ごはん（主食）に、魚介・肉などのおかず（主菜）と、野菜・きのこ・海藻などのおかず（副菜または汁物）を組み合わせれば、体に必要な栄養素がほぼそろいます。

主菜 ＋ 副菜 の献立で

副菜
野菜・きのこ・海藻などを主材料にした簡単なおかずを。

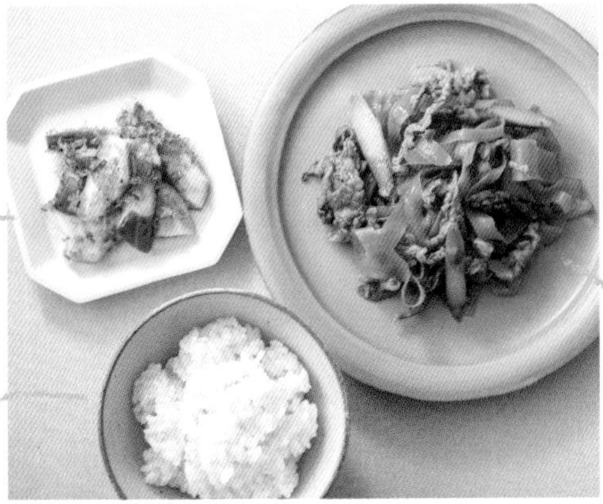

主食
●レシピでは、ごはん1人分150ｇを基本に紹介していますが、自分のベスト体重をキープできる量に増減を（18ページ参照）。

●精白米を、雑穀入りごはんや胚芽精米ごはんなど精製度の低いものにかえると、食物繊維がアップするのでおすすめ。

主菜
メインのおかずにも野菜やきのこをたっぷり組み合わせて。

主菜 ＋ おかず汁物 の献立で

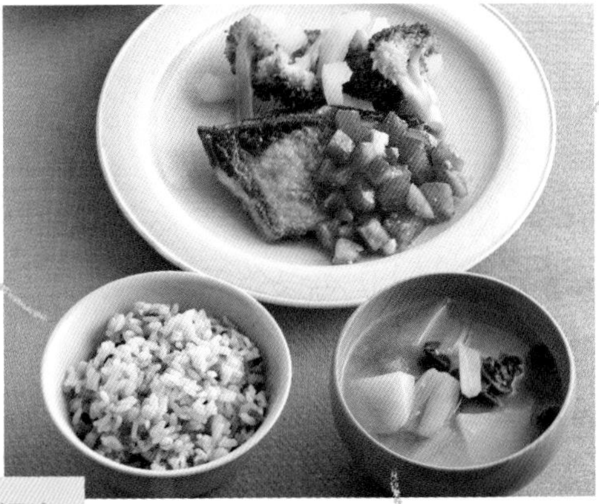

野菜は150g以上が目安
野菜の目標は1日350ｇ以上。夕ごはんでは150g以上とれるとベストです。

おかず汁物
みそ汁やスープの具に野菜などをたくさん入れれば副菜の代わりに。

ブリのソテー　トマトソースの献立

主菜のつけ合わせやソース、汁物の具に、緑黄色野菜をたっぷりと

主菜

ブリのソテー
トマトソース

1人分294kcal　塩分1.2g

材料（2人分）

ブリ	2切れ（160g）
酒	大さじ2
塩	小さじ¼
こしょう	少量
小麦粉	適量
オリーブ油	小さじ1
トマト	小1個（100g）
a　粒マスタード・しょうゆ・オリーブ油	各小さじ½
ブロッコリー	⅓個（100g）
黄パプリカ	½個（60g）
b　塩	少量
b　水	大さじ1

作り方

1 ブリは酒をからめて洗い、水けをふき、塩、こしょうをふる。小麦粉を薄くまぶす。

2 フライパンにオリーブ油を熱し、*1*を入れて中火弱で両面4分ずつ焼いて火を通し、油をきる。

3 ブロッコリーは食べやすい大きさに切り、水にさらして水けをきる。パプリカは縦半分に切ってから横1cm幅に切る。ブロッコリー、パプリカの順に耐熱ボールに入れ、**b**の塩と水をふって電子レンジ（600W）で3分加熱する。

4 トマトは8mm角に切り、ボールに移して**a**を混ぜ、ソースを作る。器に*2*、*3*を盛り、ソースをかける。

汁物

じゃが芋と
小松菜のみそ汁

1人分81kcal　塩分1.3g

材料（2人分）

じゃが芋	大1個（150g）
小松菜	小2株（50g）
だし	1½カップ
みそ	大さじ1

作り方

1 じゃが芋は3〜5mmのいちょう切りにし、水にさらして水けをきる。小松菜は3〜4cmに切る。

2 小なべにだしとじゃが芋を入れて煮立て、アクを引き、ふたをして弱火で5分ほど煮る。中火にして小松菜の軸、葉を順に入れて煮立ったらふたをする。1〜2分したら、みそをとき入れて再び煮立ったら、器に盛る。

主食

雑穀入り胚芽精米ごはん

1人分231kcal　塩分0g

1人分　150g

こんな副菜も合う！

さっぱりとした酢の物や梅あえなど、野菜・きのこ・海藻を使った低エネルギー料理をプラスしても。

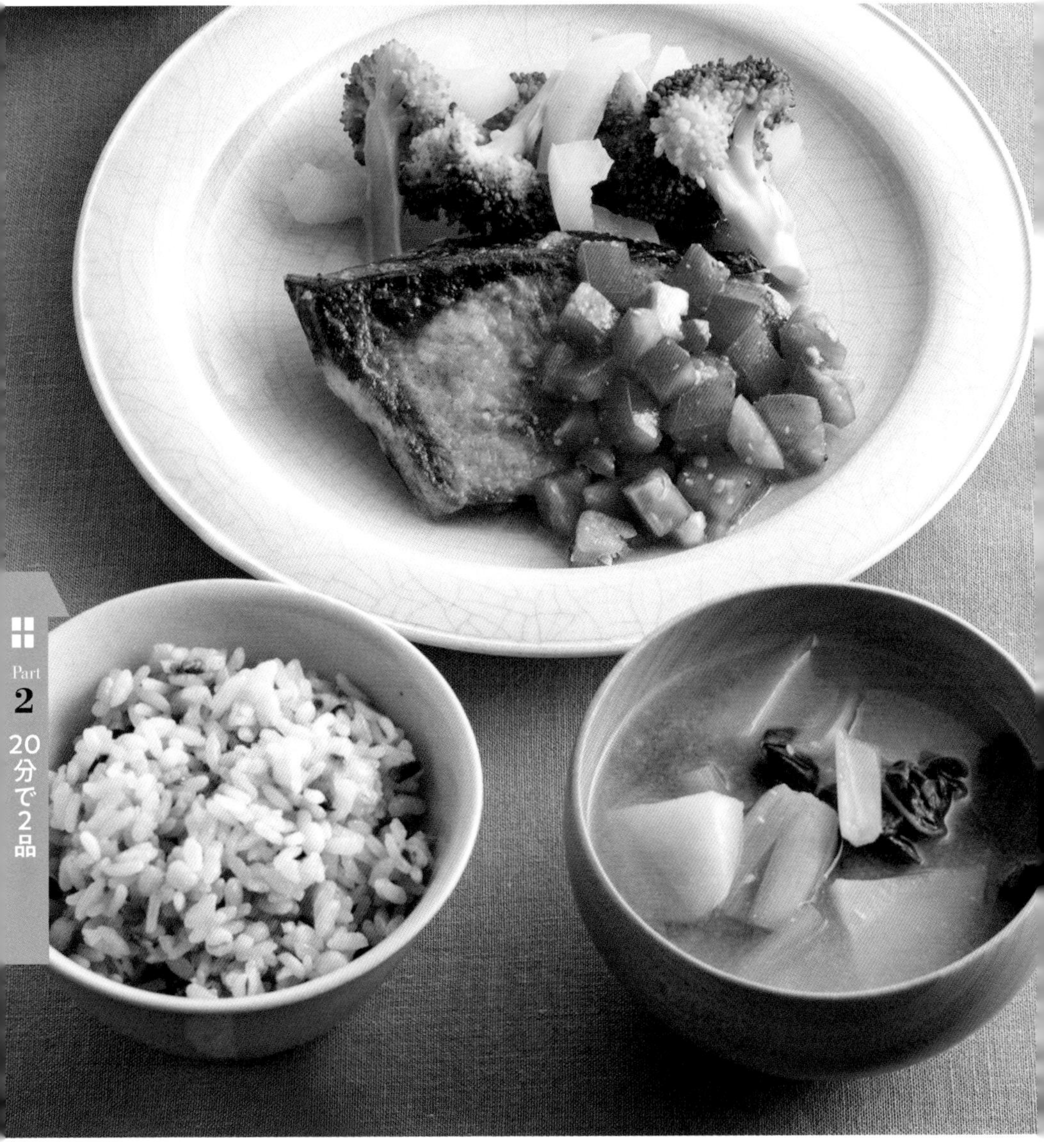

20分で作るコツ

1人分
野菜
155g

1人分
605kcal
塩分
2.4g

材料はまとめて切って、汁の実を煮ながら、別のコンロでブリを焼きます。つけ合わせの野菜は電子レンジを活用して時短に。

タイとれんこんのだし浸しの献立

れんこんのシャキシャキ感、かぼちゃのホクホク感を楽しみながら、野菜が400gもとれます

主菜

タイとれんこんのだし浸し

1人分188kcal　塩分1.3g

材料（2人分）

れんこん……300g
タイの刺し身……100g
a［だし……2カップ
　うす口しょうゆ・酒……各小さじ2］
ほうれん草……1束（200g）

作り方

1 なべにaを入れて中火にかけ、煮立ったら火を消してタイを加え、余熱で火を通す。そのままおいてあら熱をとる。
2 れんこんは皮をむき、スライサーで薄切りにする。たっぷりの熱湯で歯ごたえが残る程度にさっとゆで、冷水にとって水けを絞る。
3 2と同じ熱湯でほうれん草をゆで、冷水にとる。水けを絞り、3cm長さに切る。
4 1のなべに2と3を10分ほど浸し、器に盛って汁を少しかける。

副菜

かぼちゃのそぼろあんかけ

1人分185kcal　塩分0.7g

材料（2人分）

かぼちゃ……300g
a［だし……2カップ
　うす口しょうゆ・みりん・砂糖……各小さじ1］
b［鶏ひき肉……30g
　しょうが（みじん切り）……5g
　かたくり粉……小さじ1］

作り方

1 かぼちゃは種とわたをとり除き、一口大に切る。なべに皮を下にして並べ、混ぜ合わせたaを加えて中火にかける。煮立ったら弱火で10分ほど煮て火を消す。
2 あいているところにbを加え、菜箸《さいばし》でほぐして煮汁となじませる。中火にかけ、ひき肉に火が通り、とろみがついたら器に盛る。

主食

ごはん

1人分252kcal　塩分0g

1人分　150g

こんな副菜も合う！

ごぼうとにんじん、こんにゃくをいためた、甘辛味のきんぴらもよく合います。

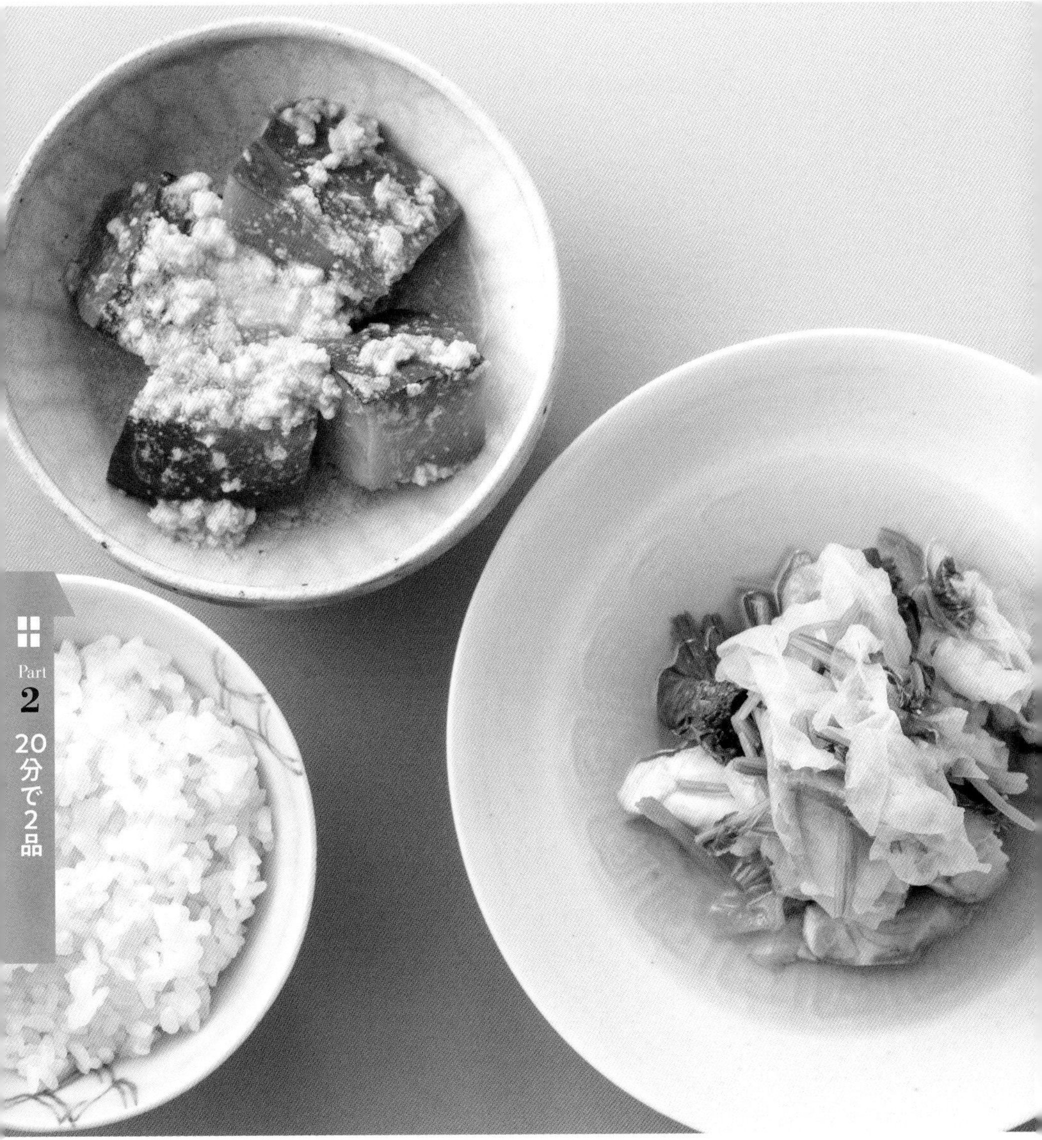

20分で作るコツ

1人分 野菜 400g

1人分 625kcal 塩分 1.9g

主菜を先に作り、だしに具材を浸しておきます。その間に副菜を作れば、主菜にちょうどよく味がなじみます。れんこんはスライサーを使って、かぼちゃはひとなべで手軽に。

ホタテと葉ねぎのバターいための献立

調味はホタテのうま味とバターだけ。野菜たっぷりの汁物を添えて

主菜

ホタテと葉ねぎのバターいため

1人分162kcal　塩分0.4g

材料（2人分）

ホタテ貝柱……10個（200g）
葉ねぎ※……小2本（40g）
赤パプリカ……½個（80g）
バター……15g

※九条ねぎを使用。なければ小ねぎでもよい。

作り方

1 葉ねぎは7〜8cm長さの斜め切りにする。パプリカはへたと種をとり除いて縦4等分に切り、長さを斜め半分に切る。
2 フライパンにバターを入れて中火にかけ、半分ほどとけたら1を入れていためる。
3 軽く油がまわったらホタテを並べて両面に焼き色をつけ、全体をざっと混ぜて器に盛る。

汁物

かぶと白菜のみそ汁

1人分92kcal　塩分0.9g

材料（2人分）

かぶ（葉つき）……小2個（200g）
白菜……70g
油揚げ……25g
だし……1¾カップ
みそ……小さじ2

作り方

1 かぶは葉柄を2cmほど残して皮をむき、縦4等分に切る。かぶの葉は3cm長さに切る。白菜は一口大に切る。油揚げは3cm長さ×1cm幅に切る。
2 小なべにだしとかぶを入れて中火にかけ、やわらかくなるまで5分ほど煮る。かぶの葉と白菜、油揚げを加え、さっと煮て火を消す。みそをとき入れ、器に盛る。

主食

ごはん

1人分252kcal　塩分0g

1人分　150g

こんな副菜も合う！

みそ汁の実は、さっと煮えて甘味のある野菜がぴったり。水菜やキャベツなどもおすすめです。

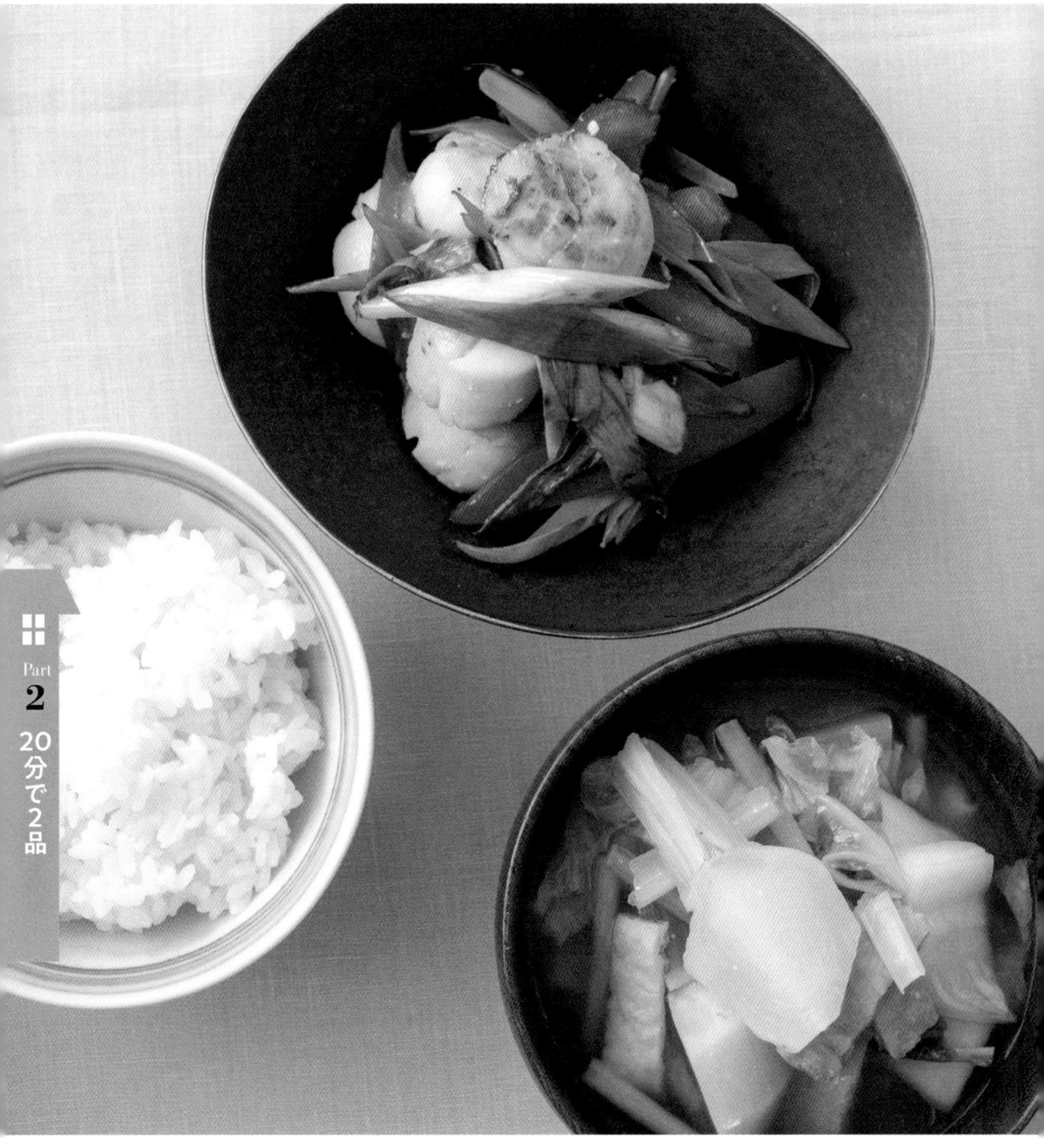

20分で作るコツ

主菜と汁物は、同時進行で準備します。まずは2品の材料をまとめて切り、みそ汁の実を煮ている間に主菜のいため物を作ると、効率よく仕上げることができます。

1人分 野菜 195g

1人分 506kcal 塩分 1.4g

牛肉とにんじんの甘辛いための献立

リボン状に切ったにんじんは、火の通りが早く、ボリュームアップ効果も

主菜

牛肉とにんじんの甘辛いため

1人分337kcal　塩分1.5g

材料（2人分）

にんじん……1本（150g）
牛肩ロース肉切り落とし……150g
アスパラガス……2本（80g）
サラダ油……小さじ2
赤とうがらし……½本
a［しょうゆ・砂糖・酒……各大さじ1

作り方

1 にんじんはピーラーで皮をむき、そのままリボン状に削る。アスパラガスは根元のかたい皮をピーラーでむき、5～6cm長さの斜め切りにする。牛肉は食べやすい大きさに切る。
2 フライパンに油を中火で熱し、にんじんとアスパラガス、赤とうがらしを入れて3分いためる。
3 混ぜ合わせた**a**と牛肉を加えて2分ほどいため合わせ、器に盛る。

副菜

きゅうりのおかかあえ

1人分11kcal　塩分0.3g

材料（2人分）

きゅうり……1本（100g）
塩……少量
削りガツオ……2g

作り方

1 きゅうりを両手で持ち、ひねりながら割り、大きいものは包丁で一口大に切る。
2 ボールにきゅうりと塩を入れて混ぜ、削りガツオを加えてあえ、器に盛る。

主食

ごはん

1人分252kcal　塩分0g

1人分　150g

こんな副菜も合う！

ピリッと甘辛くいためた主菜には、シャキッとした食感とみずみずしさを味わえる生野菜のあえ物がぴったり。きゅうりの代わりに、ザクザクと切ったキャベツを削りガツオと塩であえても。

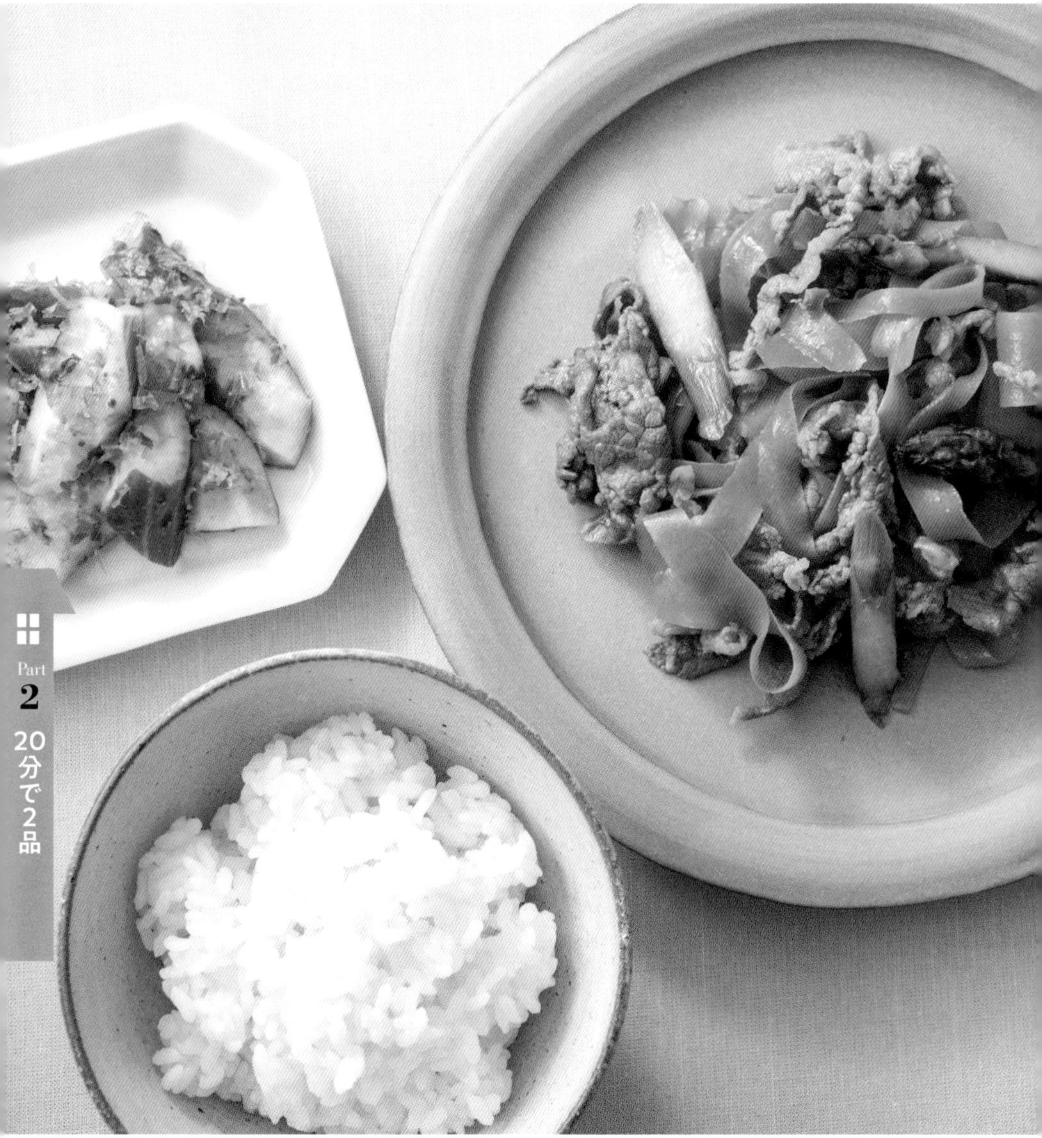

20分で作るコツ

にんじんはピーラーを使うと簡単。ひらひらに削り、食感が残るようにさっといためます。きゅうりは手で割るだけ。断面がギザギザになり、味のしみ込みもよくなります。

1人分 野菜 165g

1人分 600kcal 塩分 1.7g

豚肉とブロッコリーのフライパン煮の献立

ブロッコリーはやわらかめに仕上げると、味がなじんでおいしさアップ

主菜

豚肉とブロッコリーのフライパン煮

1人分263kcal　塩分1.4g

材料（2人分）

ブロッコリー……½個（150g）
豚バラ薄切り肉……100g
生しいたけ……4個（60g）
a［しょうゆ・みりん・砂糖……各大さじ1
　 水……½カップ

作り方

1 ブロッコリーは小房に切り分け、茎は皮を厚めにむいて3cm長さの棒状に切る。しいたけは軸を切り除き、縦半分に切る。豚肉は4cm幅に切る。
2 フライパンにしいたけとaを入れて中火にかけ、ふたをして3分ほど煮る。
3 ブロッコリーを加え、その上に豚肉をなるべく重ならないようにのせ、ふたをして3分ほど煮る。ふたをとって全体を混ぜ合わせ、器に盛る。

副菜

ミニトマトとツナのごま酢あえ

1人分92kcal　塩分0.4g

材料（2人分）

ミニトマト……8個（80g）
ツナ缶（油漬け）……½缶（50g）
a［すり白ごま……小さじ1
　 しょうゆ・酢・砂糖……各小さじ½

作り方

1 ミニトマトはへたを除き、縦半分に切る。ツナは缶汁をきる。
2 ボールにaを入れて混ぜ、ミニトマトとツナを加えて混ぜ合わせ、器に盛る。

主食

ごはん

1人分252kcal　塩分0g

1人分　150g

こんな副菜も合う！

ツナの代わりにハムを入れても。簡単に作れてたんぱく質も補える、うま味のきいた酢の物になります。

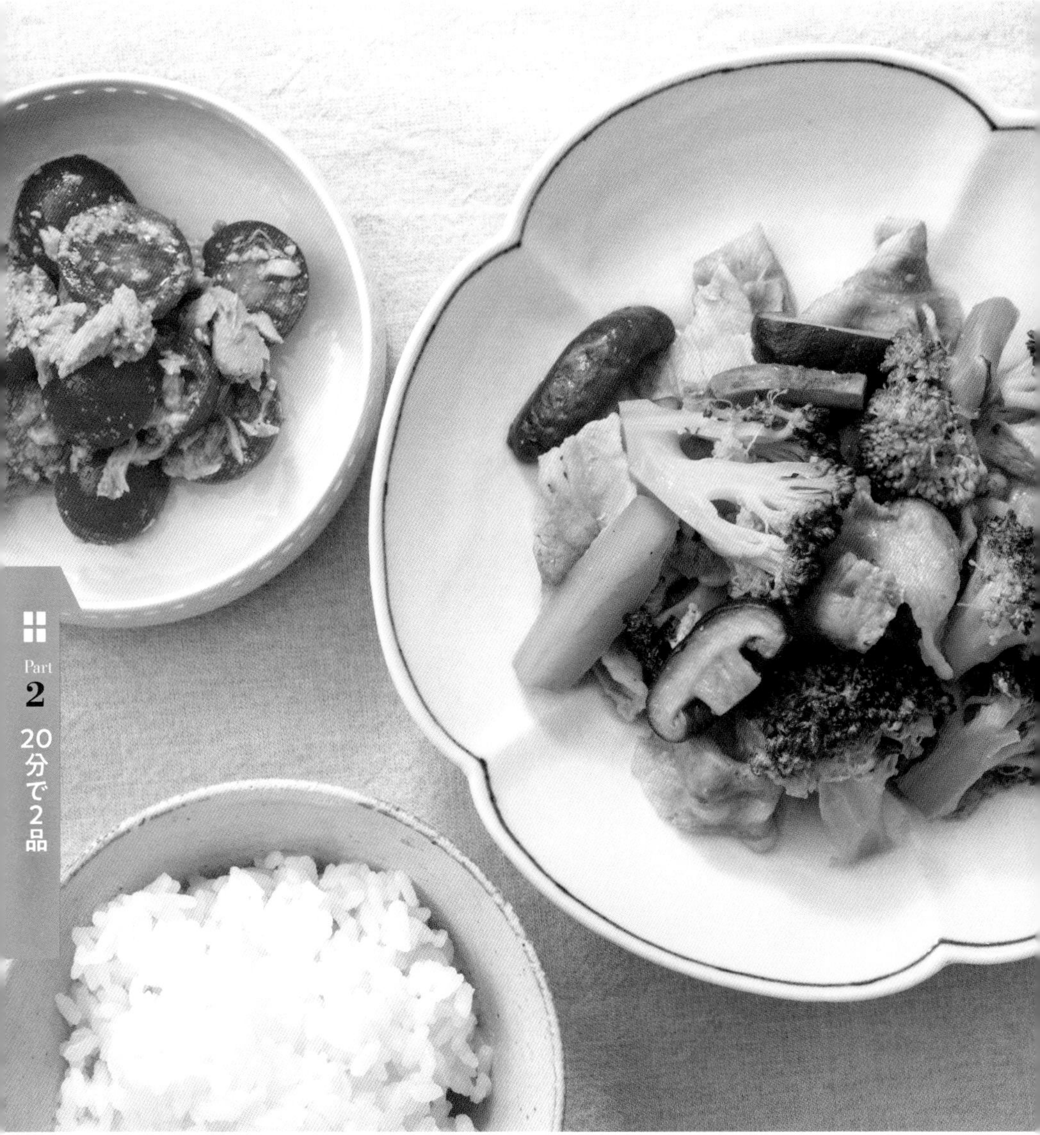

20分で作るコツ

主菜を煮ている間に、副菜をササッと作ります。副菜は加熱しないで切ってあえるだけなので、主菜の火の通りを確認しながら同時進行できます。

1人分
野菜
145g

1人分
607kcal
塩分
1.8g

なすの豚肉巻きしょうが焼きの献立

なすに豚肉を巻きつけ、照りよく焼いて食べごたえのある一品に

主菜

なすの豚肉巻き しょうが焼き

1人分323kcal　塩分1.5g

材料（2人分）

なす……2本（160g）
豚肩ロース肉しゃぶしゃぶ用……200g
サラダ油……大さじ½
a［しょうゆ・みりん……各大さじ1
　しょうが（すりおろす）……小さじ1
いり白ごま……少量

作り方

1 なすはへたを除いて縦4等分に切り、塩少量（分量外）を加えた水に5分ほどさらして水けをきる。
2 なすが隠れるように豚肉を巻きつける。
3 フライパンに油を中火で熱し、2を巻き終わりを下にして並べ、ときどきころがしながら5分ほど焼く。aを順に加えて煮からめ、器に盛り、白ごまをふる。

副菜

ピーマンときゅうりの塩こんぶあえ

1人分15kcal　塩分0.7g

材料（2人分）

ピーマン……1個（30g）
きゅうり……1本（100g）
塩こんぶ……大さじ1

作り方

1 ピーマンは縦半分に切ってからへたと種を除き、縦にせん切りにする。きゅうりは縦半分に切ってから斜め薄切りにする。
2 ボールに1と塩こんぶを入れて混ぜ合わせ、器に盛る。

主食

ごはん

1人分252kcal　塩分0g

1人分　150g

こんな副菜も合う！

ピーマンときゅうりは、塩こんぶの代わりに酢みそや酢じょうゆであえてもおいしくいただけます。

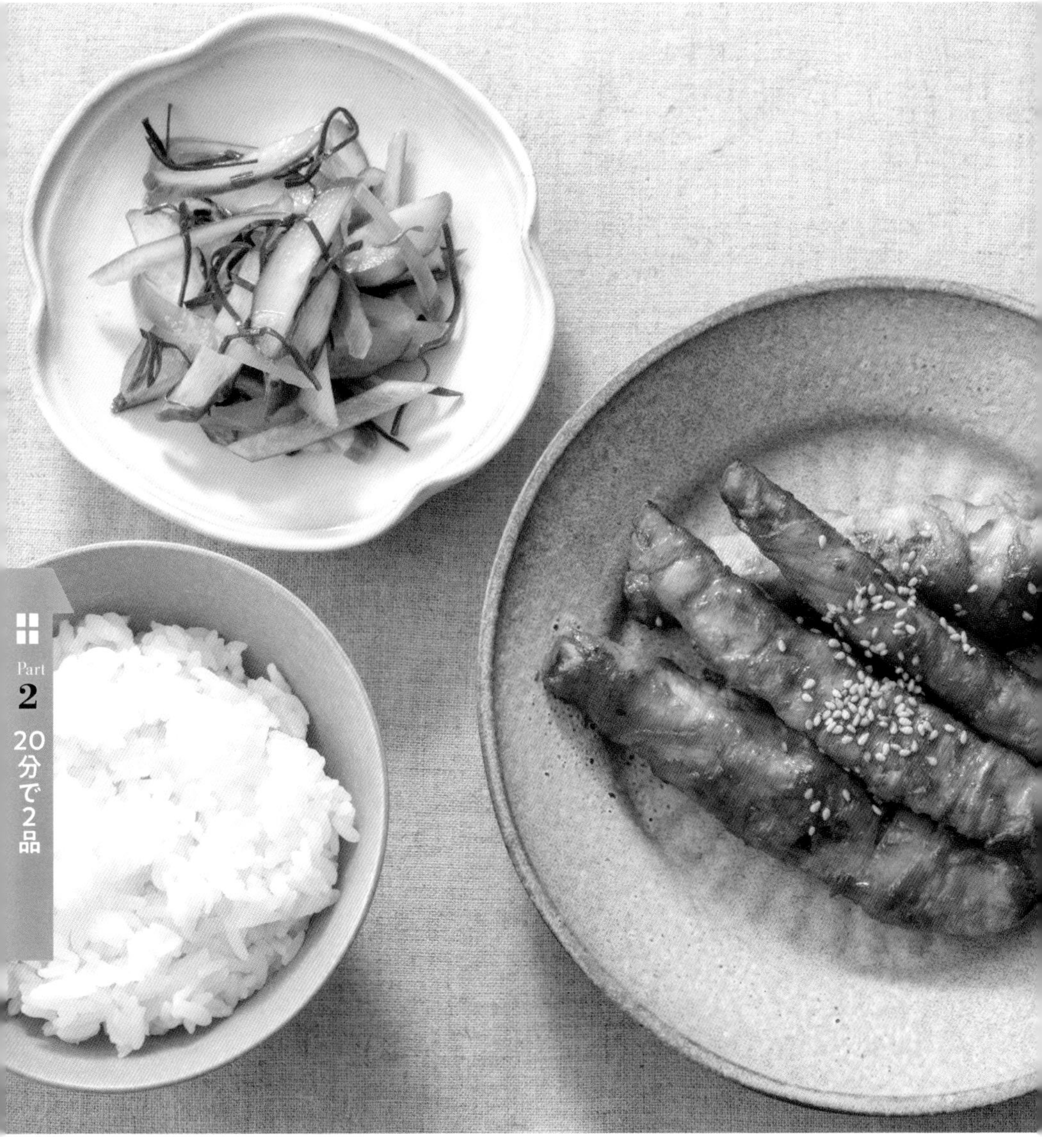

20分で作るコツ

まずは副菜を作り、塩こんぶの味をなじませている間に主菜を作ります。 主菜に少し手間がかかるので、副菜は5分以内でできるものにします。

1人分 野菜 150g

1人分 590kcal 塩分 2.2g

豚肉としめじのバルサミコソテーの献立

ソテーのソースにしめじを加えて、ボリュームと食物繊維もアップ

主菜

豚肉としめじの
バルサミコソテー

1人分358kcal　塩分1.0g

材料（2人分）

ぶなしめじ……100g
豚ロース肉とんかつ用……2枚（240g）
オリーブ油……小さじ1
にんにく（つぶす）……1かけ分
a［白ワイン……大さじ2
　 バルサミコ酢・しょうゆ……各小さじ2］
あらびき黒こしょう……少量

作り方

1 豚肉は常温にもどし、筋に切り込みを数か所入れる。
2 しめじは石づきを除き、長さを半分に切る。
3 フライパンにオリーブ油とにんにくを入れて中火で熱し、香りが立ったら1を入れて焼く。焼き色がついたら裏返し、さらに3分ほど焼く。
4 あいているところに2を加えていため、しんなりとなったらaを加える。ひと煮立ちしたらあらびき黒こしょうをふり、器に盛る。

副菜

ミニトマトの
カラフルサラダ

1人分30kcal　塩分0.9g

材料（2人分）

ミニトマト……6個（60g）
セロリ……80g
セロリの葉……2枚
黄パプリカ……½個（60g）
a［しょうが（すりおろす）……½かけ分
　 酢・しょうゆ……各小さじ2］

作り方

1 ミニトマトはへたをとり除き、横半分に切る。
2 セロリは筋をとり除き、パプリカは種をとり除き、ともに1cm角に切る。セロリの葉は細切りにする。
3 ボールに1と2、混ぜ合わせたaを入れてさっとあえ、器に盛る。

主食

ごはん

1人分252kcal　塩分0g

1人分　150g

こんな副菜も合う！

シャキシャキと歯ざわりのいい野菜を組み合わせるのがおすすめ。きゅうりやゆでたブロッコリーなどにかえ、同様にドレッシングであえても。

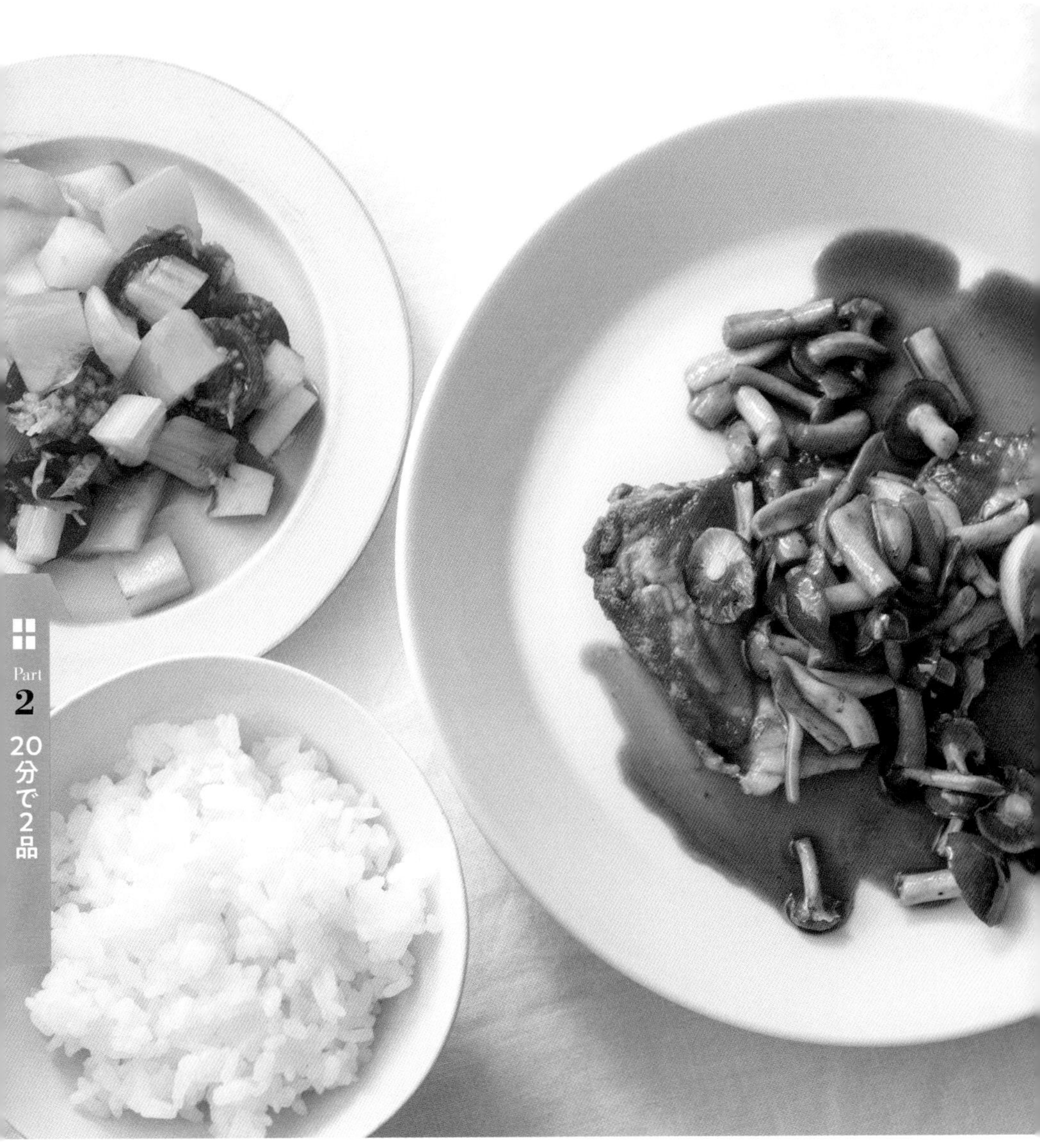

20分で作るコツ

主菜はフライパン1つで手軽にできます。 肉を焼く前に、副菜のサラダの野菜を切っておくと、スムーズに作れます。

1人分 野菜 150g

1人分 640kcal 塩分 1.9g

麻婆《マーボー》オクラの献立

麻婆はオクラの粘りで自然なとろみがつき、味のからみがよくなります

主菜

麻婆オクラ

1人分240kcal　塩分2.0g

材料（2人分）

オクラ……………10本（100g）
しめじ類…………1パック（100g）
サラダ油……………小さじ1
豚ひき肉……………150g
にんにく（みじん切り）……½かけ分
しょうが（みじん切り）……½かけ分
豆板醤《とうばんじゃん》……………小さじ⅓
a
しょうゆ……………大さじ1
砂糖……………大さじ½
顆粒鶏がらだし……………小さじ½
水……………½カップ

作り方

1 オクラはがくの部分をぐるりとむき、1cm厚さの小口切りにする。しめじは石づきを切り除き、ほぐす。
2 フライパンに油を中火で熱し、*1*とにんにく、しょうが、ひき肉を入れていため、肉の色が変わったら豆板醤を加えてさっといためる。
3 混ぜ合わせたaを加えて混ぜ、3分ほど煮て器に盛る。

副菜

きゅうりの中国風あえ

1人分42kcal　塩分0.7g

材料（2人分）

きゅうり……………3本（300g）
a
にんにく（薄切り）……1かけ分
砂糖……………大さじ1
ごま油……………大さじ½
酢……………小さじ2
塩……………小さじ1
赤とうがらし（小口切り）……………小さじ1（好みで）

作り方

1 きゅうりはめん棒などでたたいてから、食べやすい大きさに切る。
2 ボールに*1*とaを入れて混ぜ合わせ、15分ほどおいて器に盛る。

主食

ごはん

1人分252kcal　塩分0g

1人分　150g

こんな副菜も合う！

きゅうりを使ったメニューがおすすめ。あえ物やいため物など、みずみずしさと食感を楽しんで。

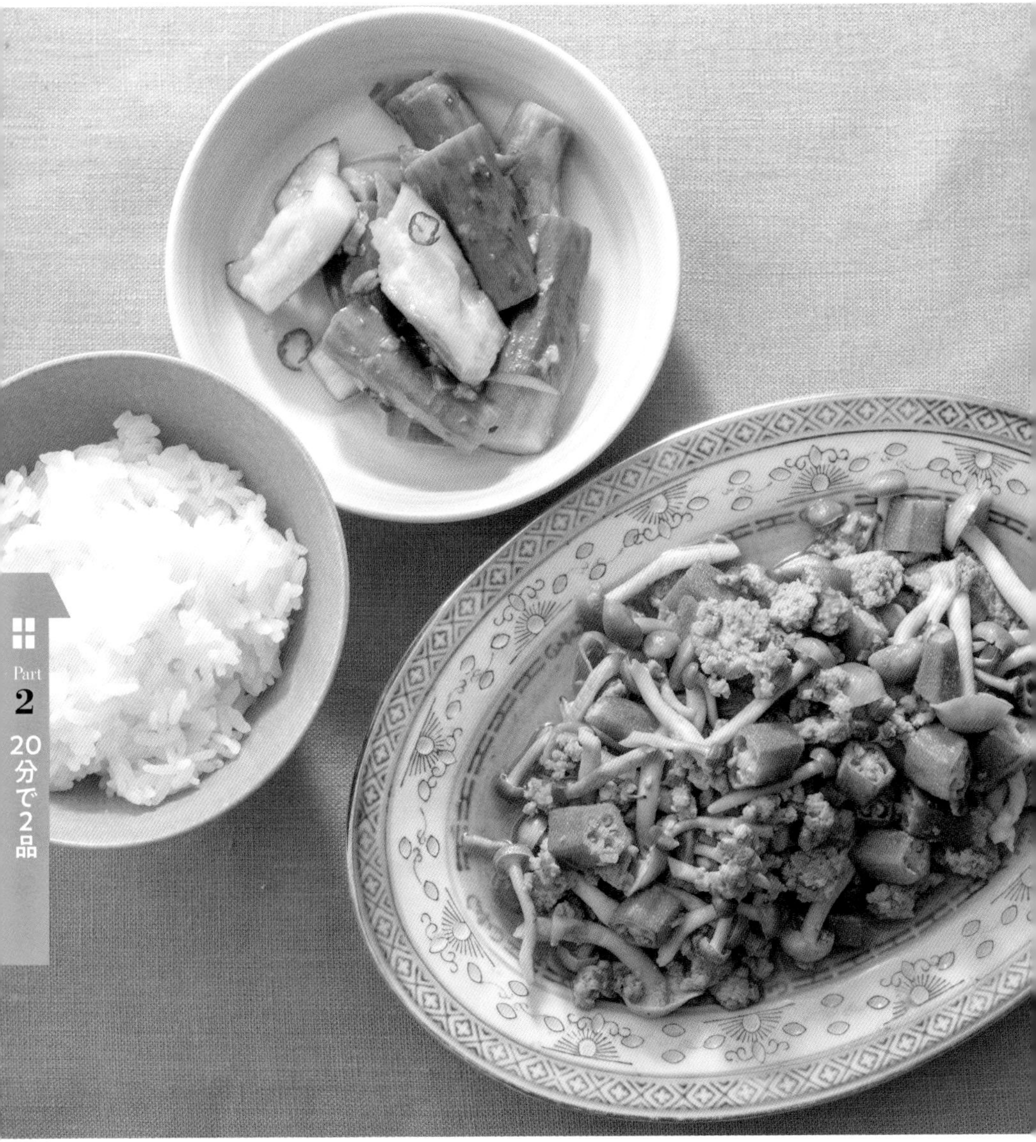

20分で作るコツ

副菜を先に作り、味をなじませている間に主菜を作ります。 副菜のきゅうりはたたいてから切ると、簡単かつ味のしみ込みがよくなります。

1人分
野菜
250g

1人分
534kcal
塩分
2.7g

鶏肉の焼き漬け　ゆずこしょう風味の献立

ヘルシーな鶏胸肉を使って。作りたてでも、しばらく味をなじませてからでもおいしい！

主菜

鶏肉の焼き漬け
ゆずこしょう風味

1人分197kcal　塩分1.3g

材料（2〜3人分）

- 鶏胸肉（皮を除く）……1枚（250g）
- ししとうがらし……8本（40g）
- ごま油……小さじ2
- 酒……大さじ1
- a
  - だし……1カップ
  - 酢……大さじ1
  - しょうゆ……小さじ2
  - ゆずこしょう……小さじ1/3

作り方

1. 鶏肉は1cm厚さのそぎ切りにする。ししとうがらしは軸を短く切る。
2. ボールに**a**を混ぜ合わせる。
3. フライパンにごま油を中火で熱し、*1*を返しながら焼く。焼き色がついたら酒をふり、ふたをして弱火で2分ほど蒸し焼きにする。*2*に入れて味をなじませ、器に盛る。

副菜

蒸し野菜のホットサラダ

1人分138kcal　塩分0.8g

材料（2人分）

- かぼちゃ……120g
- さやいんげん……60g
- にんじん……80g
- a
  - 酒……大さじ2
  - 塩……小さじ1/4
  - 水……2/5カップ（80mL）
- b
  - マヨネーズ……大さじ1
  - いり黒ごま……小さじ1

作り方

1. かぼちゃは皮をむいて2cm角に切る。いんげんは3cm長さに切る。にんじんは7〜8mm厚さの半月切りにする。
2. フライパンに*1*と**a**を入れて中火にかけ、煮立ったらふたをして弱火で6分ほど蒸し煮にし、ざるにあげて水けをふく。
3. *2*を**b**であえ、器に盛る。

主食

ごはん

1人分252kcal　塩分0g

1人分　150g

こんな副菜も合う！

ホットサラダはブロッコリーやカリフラワー、じゃが芋などでも。それぞれ2cm角くらいに切り、同様に作ります。

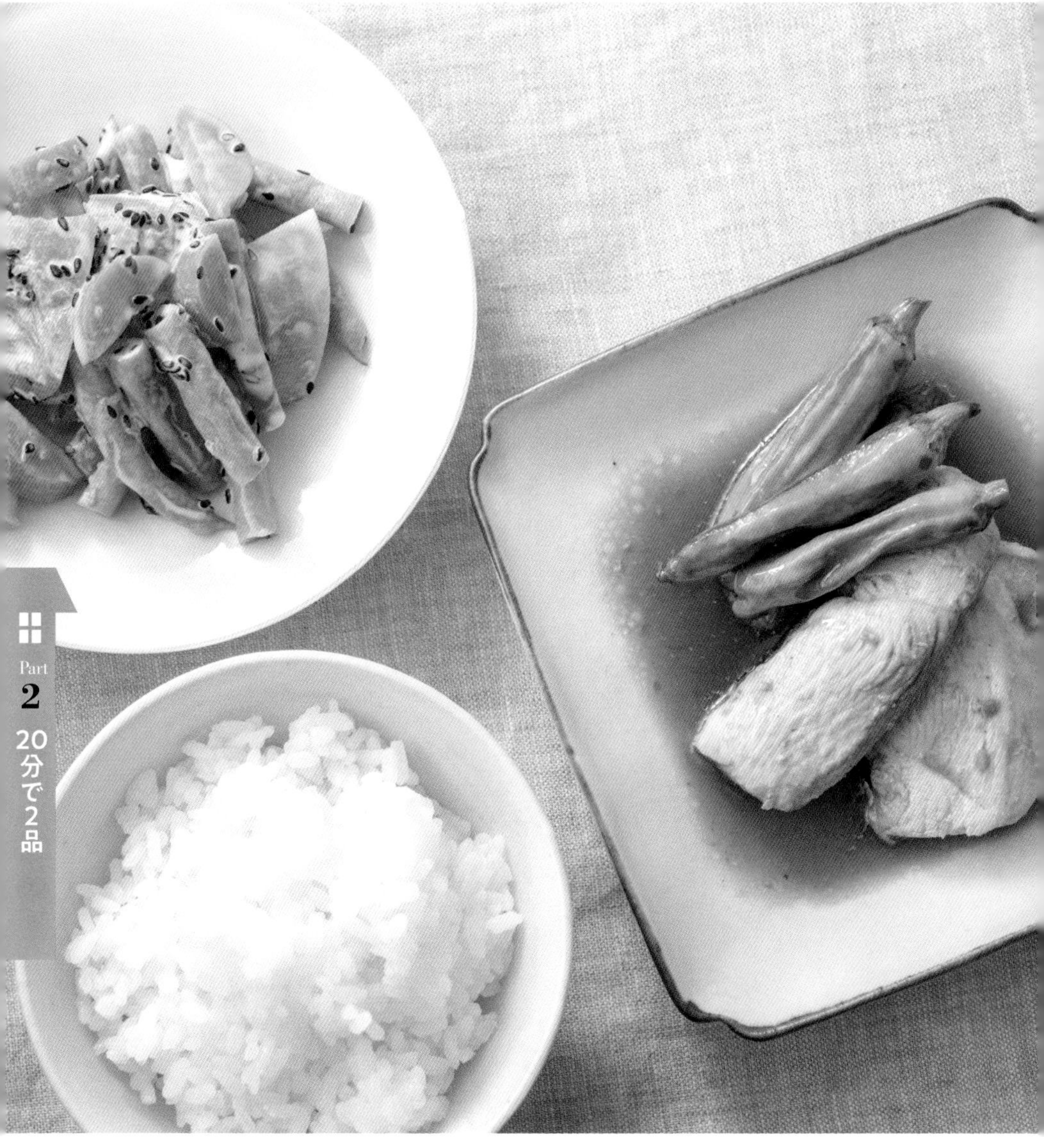

20分で作るコツ

まずは主菜にとりかかります。 味をなじませている間に、副菜の野菜をフライパンでさっと蒸し、ホットサラダを作るとスムーズです。

1人分 野菜 150g

1人分 586kcal 塩分 2.2g

手羽じゃがの献立

いつもの肉じゃがよりやさしい味わい。ビタミン・食物繊維たっぷりの副菜を添えて

主菜

手羽じゃが

1人分274kcal　塩分1.1g

材料（2～3人分）

鶏手羽中……4本（骨つきで160g）
じゃが芋……2個（300g）
玉ねぎ……大½個（180g）
しょうが（せん切り）……10g
太白ごま油……小さじ2
a 砂糖……大さじ1
a うす口しょうゆ・しょうゆ……各小さじ1
a 水……2カップ
こんぶ……乾10g
葉ねぎ（1cm幅の斜め切り）……10g

作り方

1 じゃが芋は皮をむいて半分に切る。玉ねぎは縦半分に切る。
2 なべに1と手羽中、しょうが、ごま油を入れ、ざっと混ぜてから中火にかける。全体に油がなじんだら、aとこんぶを加え、煮立ったら弱めの中火にして15分ほど煮る。
3 器に盛り、煮汁を少しかけて小ねぎをのせる。

・栄養価は煮汁80%摂取として算出。

副菜

ほうれん草と切り干し大根のごまあえ

1人分128kcal　塩分1.1g

材料（2人分）

ほうれん草……250g
切り干し大根……乾20g
a すり白ごま……大さじ4
a だし……大さじ3
a うす口しょうゆ……小さじ2

作り方

1 切り干し大根はたっぷりの水に5分ほどつけてもどし、水けを絞って1cm長さに切る。ほうれん草は熱湯でゆでて冷水にとり、水けを絞って1cm長さに切る。
2 ボールにaを入れてよく混ぜ、1を加えてざっくりと混ぜ、器に盛る。

主食

ごはん

1人分252kcal　塩分0g

1人分　150g

こんな副菜も合う！

ほうれん草は、小松菜などほかの青菜でもOK。切り干し大根の代わりに焼いた油揚げを使えば、香ばしい風味が加わってよく合います。

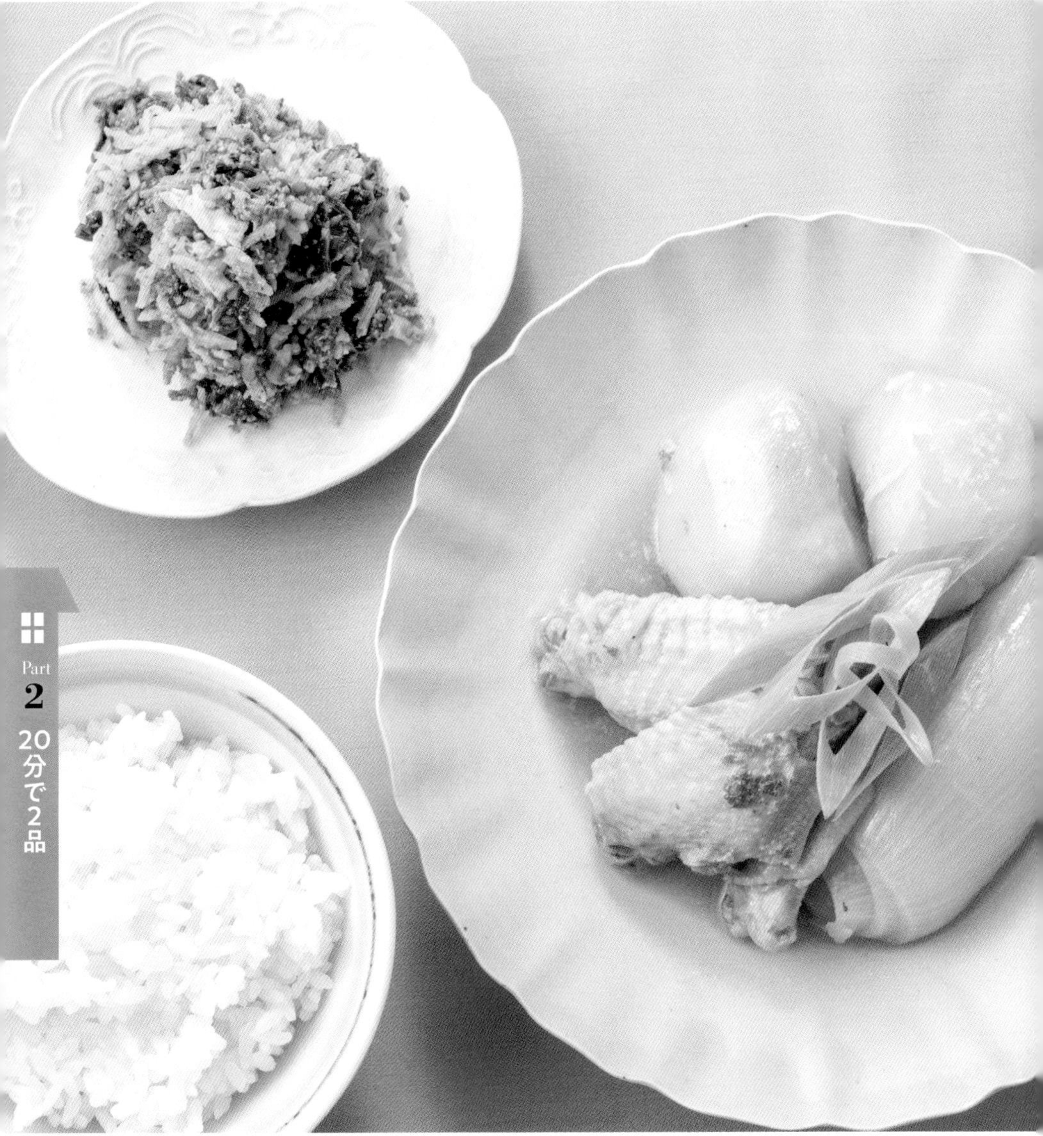

20分で作るコツ

まずは副菜の切り干し大根を水でもどします。主菜を煮ている間に副菜を作れば、2品が段どりよく完成します。

1人分 野菜 265g

1人分 654kcal 塩分 2.2g

豆腐つくねの献立

豆腐は水きりいらず。ふわっとやわらかな食感とヘルシーさが魅力です

主菜

豆腐つくね

1人分288kcal　塩分1.0g

材料（2～3人分）

- もめん豆腐……200g
- a
  - 鶏ひき肉……200g
  - 小ねぎ（小口切り）……15g
  - 塩……少量
- ごま油……小さじ1
- おろし大根……80g
- ポン酢しょうゆ（市販品）……小さじ2

作り方

1. ボールに豆腐を入れてなめらかになるまで手でつぶし、aを加えて練り混ぜる。
2. 1を6等分にし、それぞれ小判形にまとめる。
3. フライパンにごま油を中火で熱し、2を並べてふたをする。途中で裏返して両面をこんがりと焼く。
4. 器に盛り、おろし大根をのせてポン酢しょうゆをかける。

副菜

水菜としめじの煮浸し

1人分45kcal　塩分1.3g

材料（2人分）

- 水菜……250g
- しめじ類……100g
- a
  - だし……2カップ
  - うす口しょうゆ・酒……各小さじ2

作り方

1. 水菜は根元を切り除き、3cm長さに切る。しめじは石づきを除き、ほぐす。
2. なべにaを入れて中火にかけ、煮立ったら1を加える。しんなりとなるまで2分ほど煮て、煮汁とともに器に盛る。

主食

ごはん

1人分252kcal　塩分0g

1人分　150g

こんな副菜も合う！

煮浸しは、だしのきいた煮汁ごと味わいたいので、野菜はアクの少ないものがおすすめ。小松菜やキャベツなどでもおいしいです。

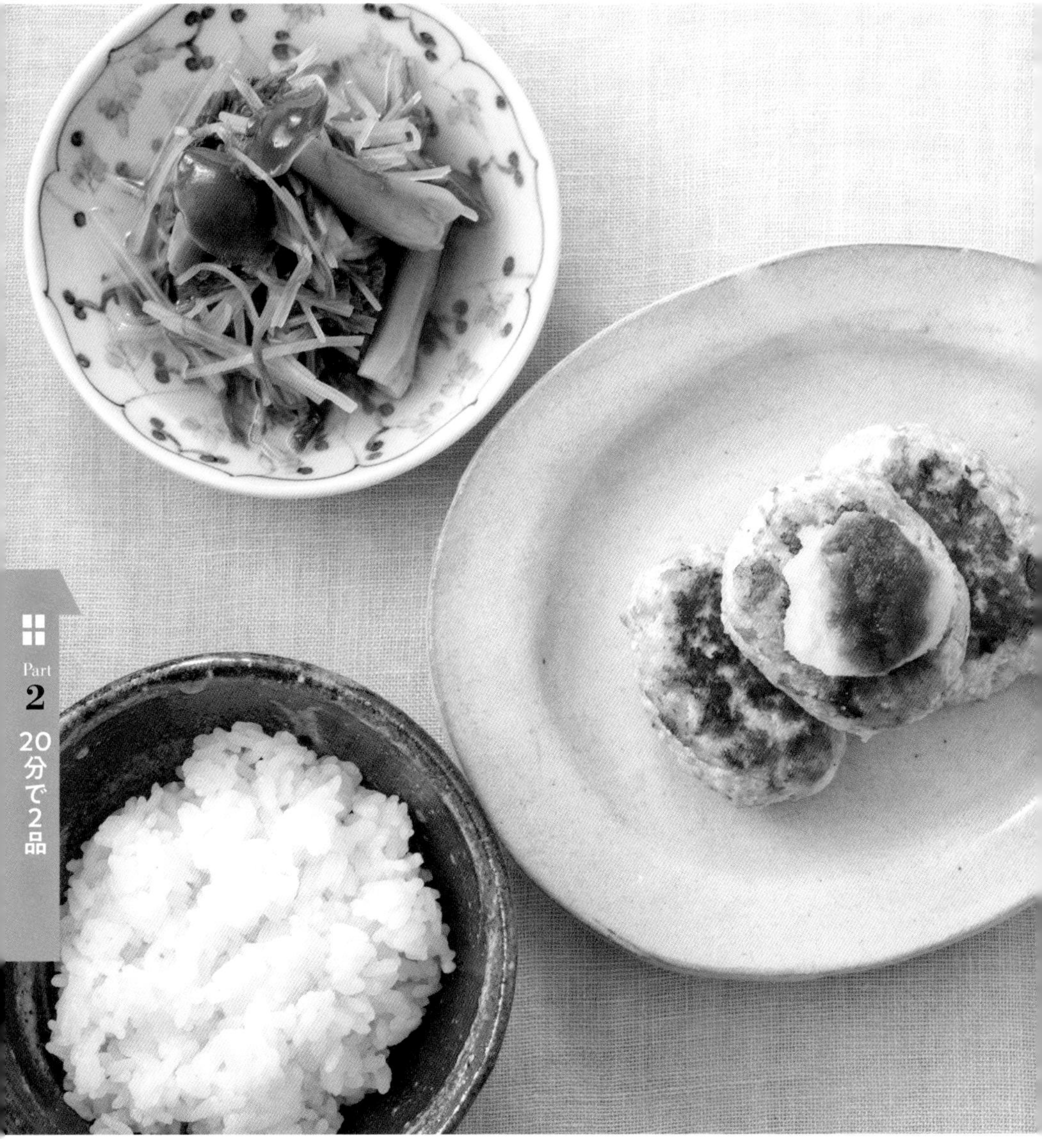

20分で作るコツ

主菜と副菜は、どちらも短時間で作れます。主菜の豆腐つくねは、焼きたてのふわっとした食感を味わいたいので、先に副菜の煮浸しを作ってから準備するとよいでしょう。

1人分 野菜 225g

1人分 585kcal 塩分 2.3g

らくらくもう1品

野菜のおかず

忙しいときは野菜料理をついつい省略しがちですが、簡単に作れるおかずや、作りおきおかずをストックしておけば、ササッともう1品、食卓に並べることができます。

不足しがちな栄養素がアップ

野菜料理をプラスすると、不足しがちなビタミンやカルシウム、食物繊維をとることができます。カロリーをおさえつつ満足感もアップ。

抗酸化ビタミン UP

β-カロテン（ビタミンA）、ビタミンE、ビタミンCは、緑黄色野菜を積極的にとり入れて効率よく摂取。

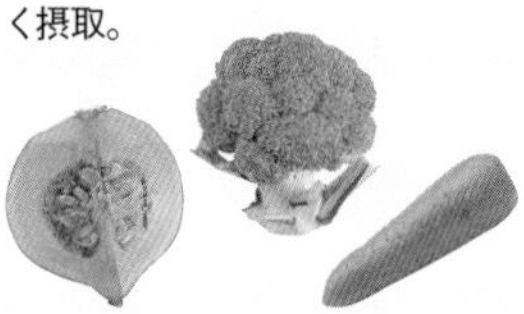

カルシウム・鉄 UP

野菜の中でも小松菜、モロヘイヤなどの青菜や、切り干し大根などにはカルシウムが特に豊富。青菜類や海藻は鉄の供給源にも。

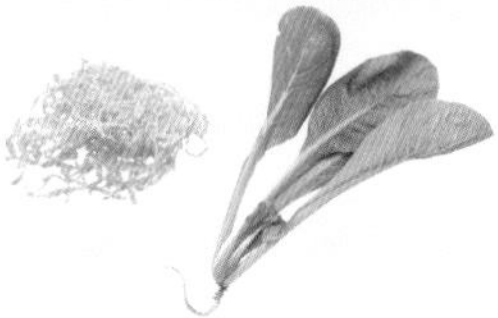

食物繊維 UP

ごぼうなどの根菜やブロッコリー、かぼちゃのほか、きのこ、海藻に特に豊富。野菜、きのこ、海藻を1日350g以上とることを目標に。

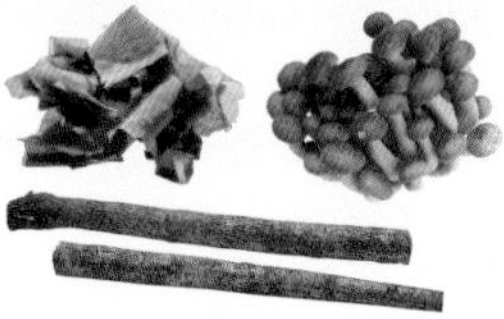

満足感 UP

もう1品ほしいとき、おつまみになにか食べたいときは、野菜のおかずを。低エネルギーで、栄養もとれて、一石二鳥！

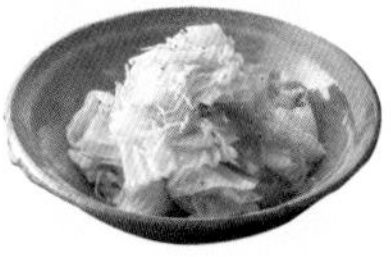

野菜料理のちょい足しは、こうすればばっちり！

5分でできるものを

生のまま切ってあえるだけ、火を使わずレンジ加熱なら簡単。下ごしらえが少しめんどうな青菜類は、切ってから加熱すると時短に。

→79ページ

作りおきおかずをストック

時間のあるときに、日もちする常備菜を多めに作りおき！さましてから密閉できる清潔な保存容器に入れ、冷蔵庫で保存します。

→84ページ

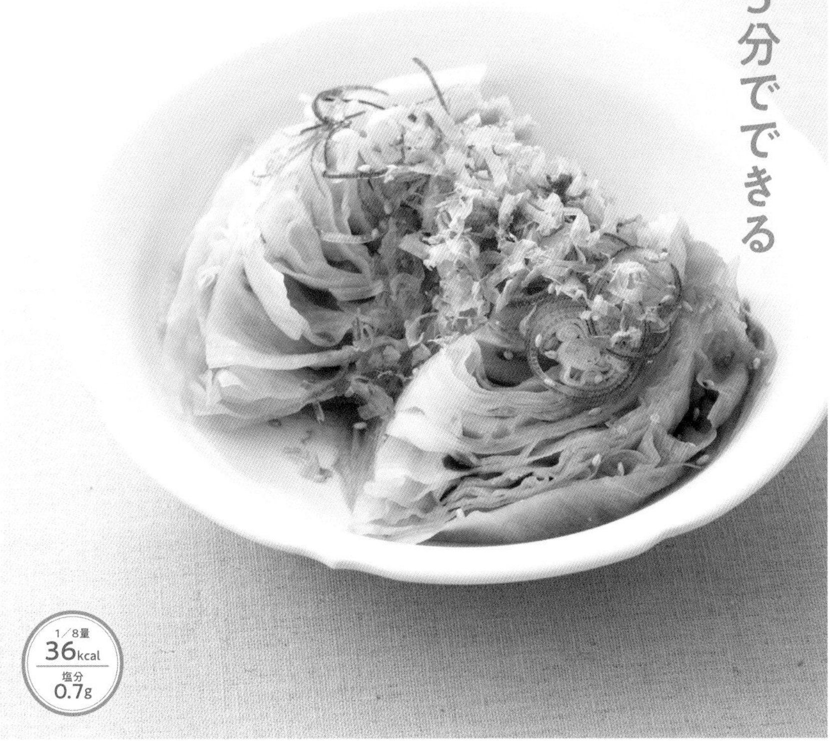

レタスをまるごと1個、シンプルに。薬味がきいて、ペロリといけます

まるごとレタスのレンジ蒸し 薬味のせ

材料（2～3人分）

レタス	1個（400g）
みょうが	1個
削りガツオ	2g
いり白ごま	小さじ½
しょうゆ	大さじ½

作り方

1 レタスは包丁で芯をくりぬく。みょうがは小口切りにする。
2 耐熱皿にレタスを芯の側を下にしてのせ、ラップをかけて電子レンジ（600W）で3分加熱し、そのまま1分蒸らす。
3 フライ返しなどでとり出し、縦4等分に切り分け、蒸し汁ごと器に盛る。
4 みょうが、削りガツオ、白ごまを散らし、しょうゆをかける。

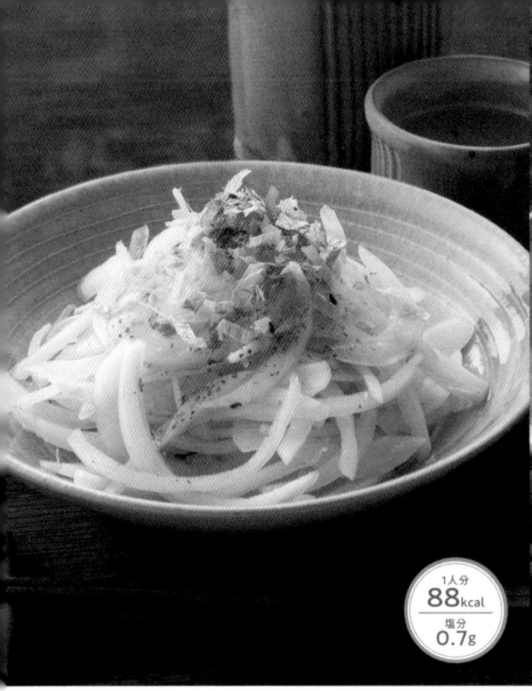
1人分
88kcal
塩分
0.7g

薄く切って、水にさらすだけ。
外食の定番つまみをおうちでも

スライス玉ねぎ削りガツオがけ

材料（2人分）

玉ねぎ……1½個（300 g）
削りガツオ……1パック（3g）
七味とうがらし……少量
ごま油……小さじ1
ポン酢しょうゆ（市販品）……小さじ4

作り方

1 玉ねぎは薄切りにして3分ほど水にさらし、ざるにあげて水けをきる。
2 器に盛り、削りガツオととうがらしをふり、ごま油とポン酢しょうゆをかける。

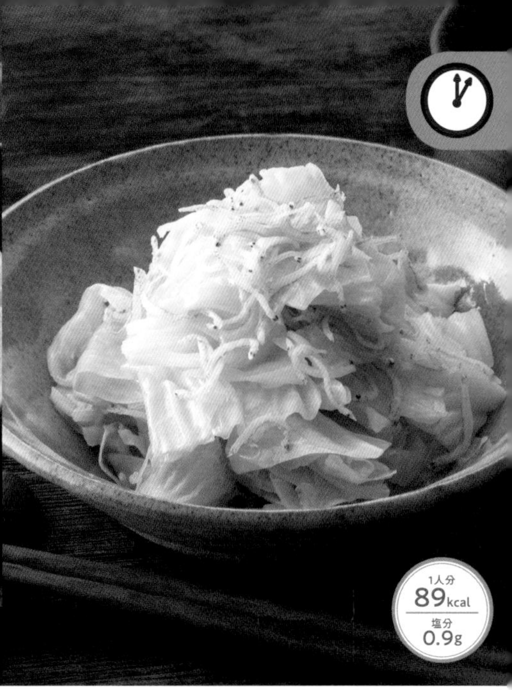
1人分
89kcal
塩分
0.9g

ちぎって、レンジ加熱するだけ。
シラスでカルシウムもアップ！

蒸しキャベツのシラスあえ

材料（2人分）

キャベツ……300g
ごま油……小さじ2
シラス干し……大さじ4
塩……少量

作り方

1 キャベツは食べやすくちぎり、耐熱皿に入れてラップをかけ、電子レンジ（600W）で3分加熱する。
2 少しさめたら水けを軽く絞る。ごま油をからめ、シラス干しと塩を加えて混ぜる。

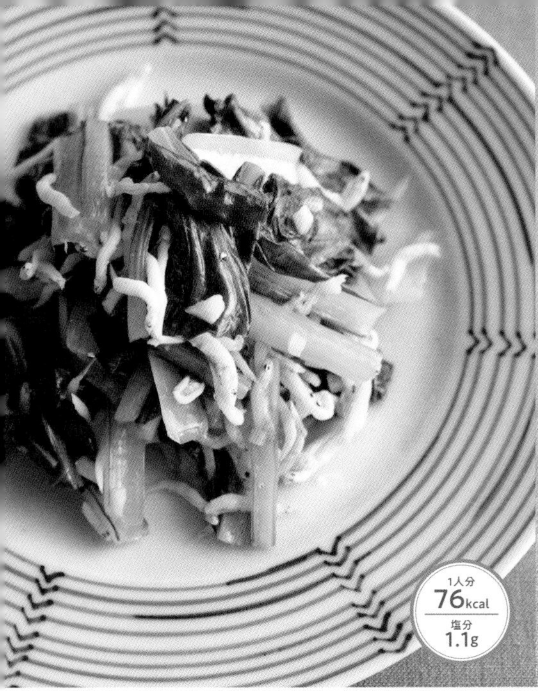
1人分
76kcal
塩分
1.1g

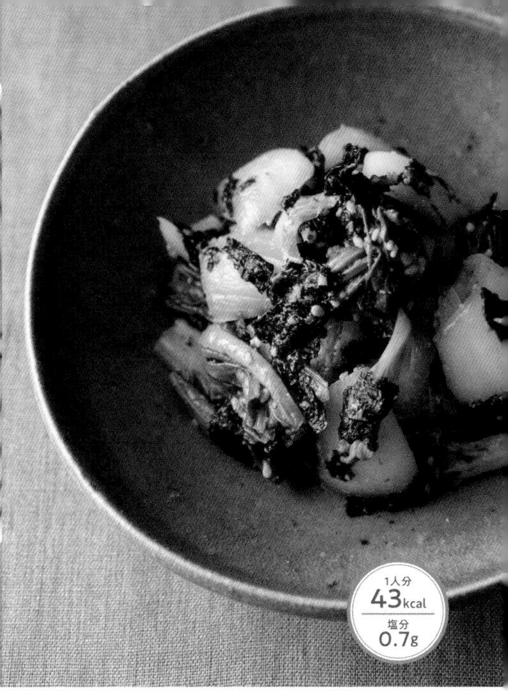
1人分
43kcal
塩分
0.7g

小松菜とシラスでカルシウムたっぷり。
イタリアンな味わいが新鮮！

小松菜とシラスのペペロンチーノ

材料（2人分）

小松菜	150g
シラス干し	40g
にんにく（みじん切り）	小1かけ分
赤とうがらし（斜め半分に切る）	1本
オリーブ油	小さじ2
塩	少量

作り方

1 小松菜は4㎝長さに切る。
2 フライパンにオリーブ油とにんにく、とうがらしを入れて中火で熱し、にんにくが軽く色づいてきたら1を加えてさっといためる。
3 シラス干しを加えて混ぜ、全体になじんだら塩で味をととのえる。

切ってからゆでると時短に。
青菜ならなんでもOK

青梗菜のごまのりあえ

材料（2人分）

青梗菜《ちんげんさい》	2株（300g）
a［ 塩・ごま油	各少量
しょうゆ	大さじ½
すり白ごま	小さじ4
焼きのり（ちぎる）	全型1枚

作り方

1 青梗菜は4㎝長さに切り、根元は縦6〜8等分に切る。
2 沸騰した湯にaを入れ、1をさっとゆでて湯をきり、水けを絞ってしょうゆを加えて混ぜる。すりごま、のりを加えてあえる。

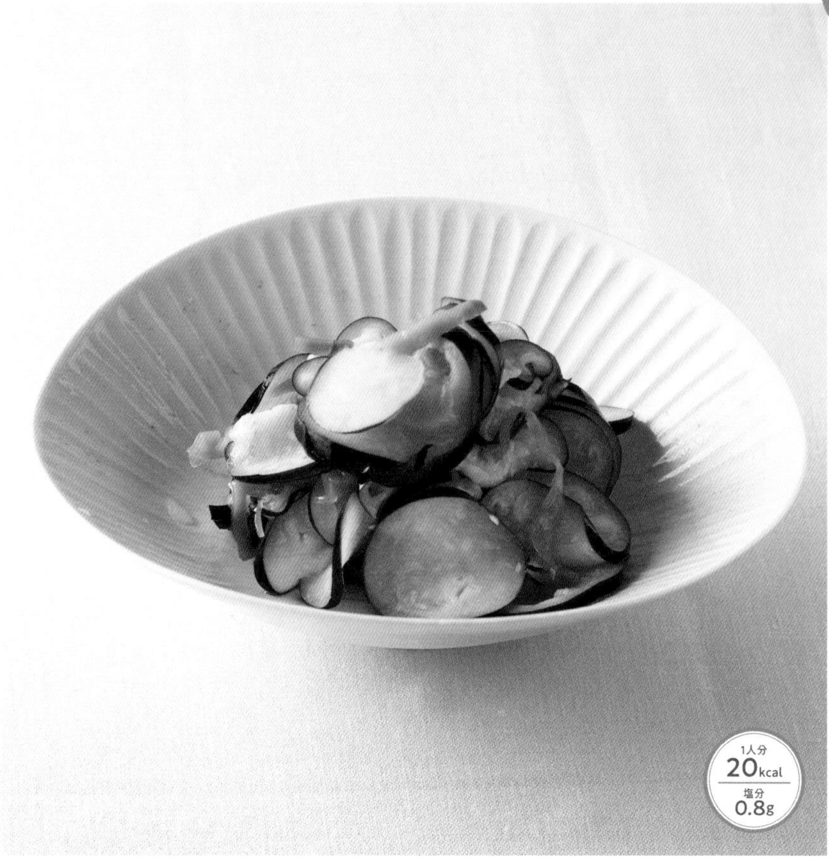

低エネルギーなのでたっぷり食べても安心。なすの代わりにきゅうりでも

もみなすの榨菜あえ

材料（2人分）

なす		1本（80g）
a	酢	大さじ1
	水	大さじ1
	塩	小さじ¼
榨菜《ざーつぁい》（味つき）		10g
ごま油		小さじ½

作り方

1 ボールに**a**を混ぜる。
2 なすを薄い輪切りにする。 搾菜はせん切りにする。
3 なすを1に入れてやさしくもむ。しんなりとなったら水けを絞り、搾菜とごま油を混ぜる。

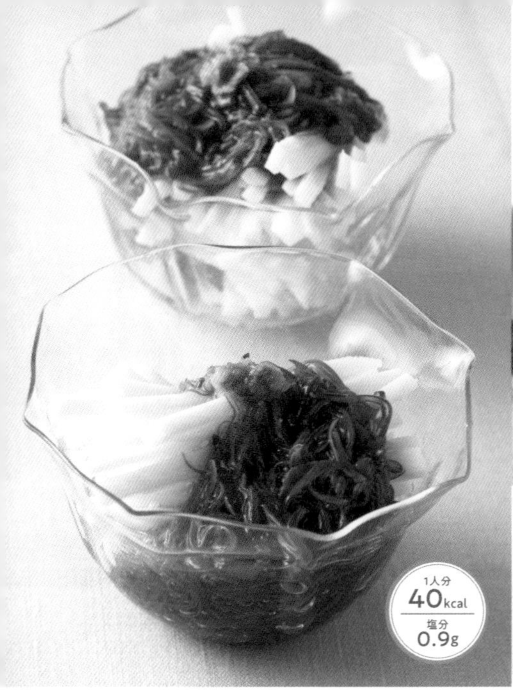
1人分
40kcal
塩分
0.9g

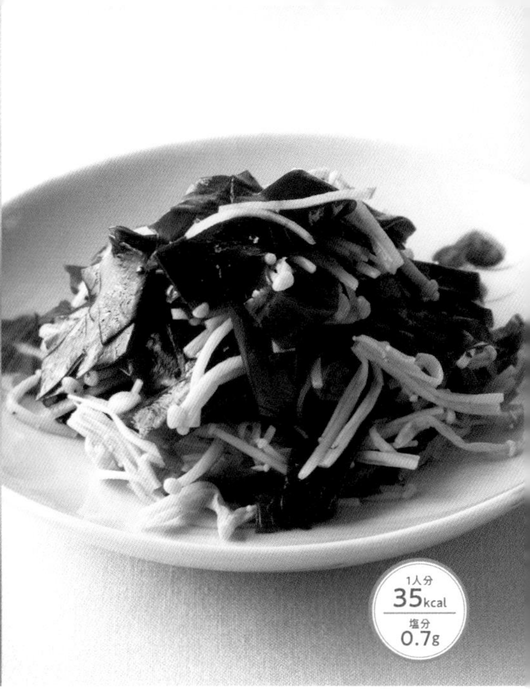
1人分
35kcal
塩分
0.7g

たたいた長芋でもおいしい。
好みでごま油を少量加えても

長芋とめかぶのポン酢あえ

材料（2人分）

- 長芋……5cm（100g）
- 刻みめかぶ（味つきでないもの）……1パック（75g）
- ポン酢しょうゆ（市販品）……小さじ2
- ゆずこしょう……少量

作り方

1. 長芋はせん切りにして器に盛る。
2. めかぶにポン酢しょうゆを混ぜ、1にかけてゆずこしょうを添える。

低エネルギーで食物繊維たっぷり。
そうめんのトッピングにも

えのきとわかめのしょうがあえ

材料（2人分）

- えのきたけ……大½パック（80g）
- a
  - しょうが（せん切り）……1かけ分
  - しょうゆ・オリーブ油……各小さじ1
  - 酒……大さじ1
  - あらびき黒こしょう……少量
- 塩蔵わかめ……20〜25g（もどして40g）

作り方

1. えのきは石づきを除き、半分に切ってほぐす。わかめは洗ってたっぷりの水に3分ほどつけてもどし、水けを絞って食べやすく切る。
2. 耐熱ボールにえのきとaを入れてふんわりとラップをかけ、電子レンジ（600W）で2分加熱する。熱いうちにわかめを加えてあえる。

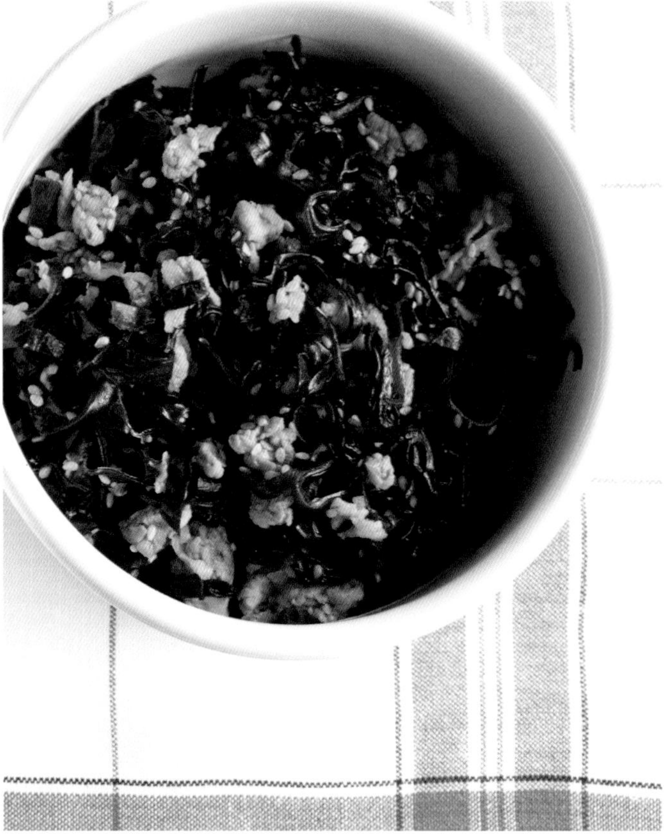

作りおき

1/4量
80kcal
塩分
0.7g

きくらげにはカルシウムやビタミンが豊富。
ごまの香ばしい風味で、ごはんのお供にもぴったり

きくらげと豚肉のごまいため

材料（作りやすい分量）

きくらげ	乾20g
豚こま切れ肉	60g
ごま油	小さじ2
a　みりん・しょうゆ	各大さじ1
a　だし	⅓カップ
いり白ごま	小さじ2

作り方

1 きくらげは水でもどして石づきを除き、細切りにする。豚肉は細切りにする。
2 フライパンにごま油を熱し、豚肉を入れて中火でいため、肉の色が変わったらきくらげを加えてさっといためる。
3 aを加えて汁けがなくなるまでいため、白ごまを加えて混ぜる。

冷蔵で3～4日保存可能

切り干し大根と油揚げ、干ししいたけのソースいため

乾物を活用した、食物繊維たっぷりの常備菜。ウスターソースの酸味で深い味わいに

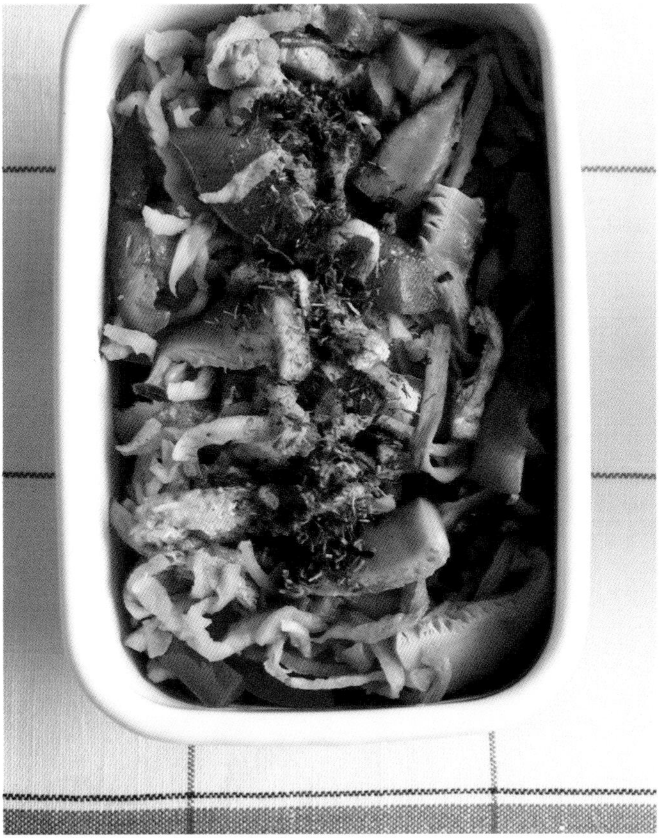

1／4量
88kcal
塩分
0.7g

材料（作りやすい分量）

切り干し大根（もどす）……乾30g
油揚げ……1枚（30g）
干ししいたけ（もどす）……大2枚
赤パプリカ……½個（60g）
サラダ油……小さじ2
a
　ウスターソース……大さじ1
　しょうゆ……小さじ1
　切り干し大根のもどし汁……¼カップ
青のり……少量

作り方

1 切り干し大根はたっぷりの水につけてもどし（もどし汁はとりおく）、5㎝長さに切る。
2 油揚げは短冊切りに、干ししいたけは軸を切り除いて薄切りに、パプリカは細切りにする。
3 フライパンに油を熱し、1と2を入れて中火でいため、全体に油がまわったらaを加え、汁けがなくなるまでいためる。
4 保存容器などに入れ、青のりをふる。

冷蔵で3～4日保存可能

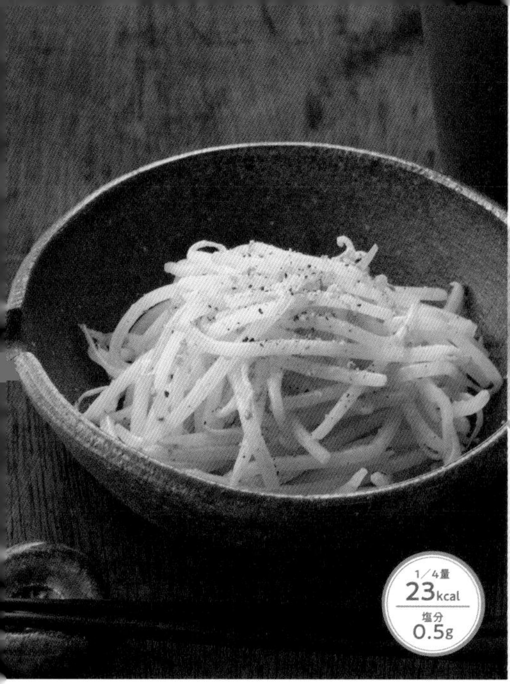
1/4量
23kcal
塩分
0.5g

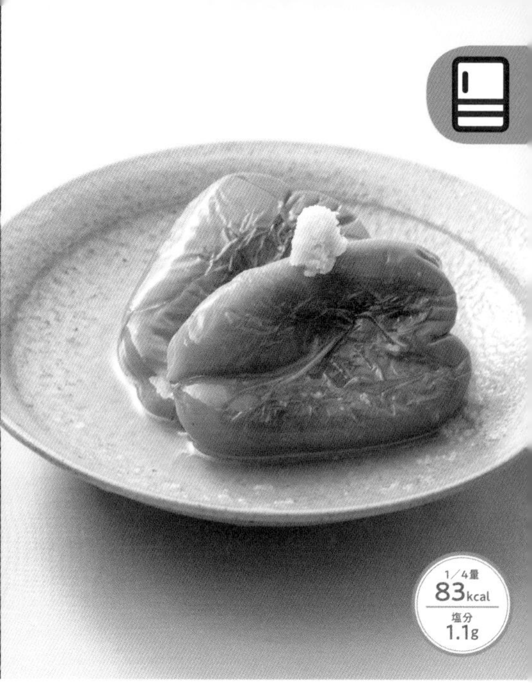
1/4量
83kcal
塩分
1.1g

ごま風味で病みつきの味わい。
低エネルギーのおつまみとしても最適

もやしのナムル

材料（作りやすい分量）

もやし……1袋（200g）

a
- 塩……小さじ½弱
- すり白ごま……小さじ2
- ごま油……小さじ1
- あらびき黒こしょう……少量

作り方

1 なべに湯を沸かし、もやしを入れて10数えたらざるにあげてさます。

2 ボールに移し入れ、aを加えてよく混ぜる。

冷蔵で3〜4日保存可能

へたも種もつけたまま、まるごと煮るだけ。肉厚で大ぶりのものがGOOD

ピーマンの姿煮

材料（作りやすい分量）

ピーマン……大4個（280g）

オリーブ油……小さじ2

a
- だし……2カップ
- うす口しょうゆ・みりん……各小さじ2

しょうが（すりおろす）……5g

作り方

1 フライパンにオリーブ油とピーマンを入れ、ころがして表面に油をからめる。中火にかけ、焼き色がつくまでじっくりと焼く。

2 なべに1とaを入れ、落としぶたをして中火にかける。煮立ったら弱めの中火にし、途中で返しながらくたくたになるまで15分ほど煮る。

3 火を消してそのままさまし、冷蔵庫に入れて冷やす。

4 器に盛り、しょうがをのせる。

冷蔵で3〜4日保存可能

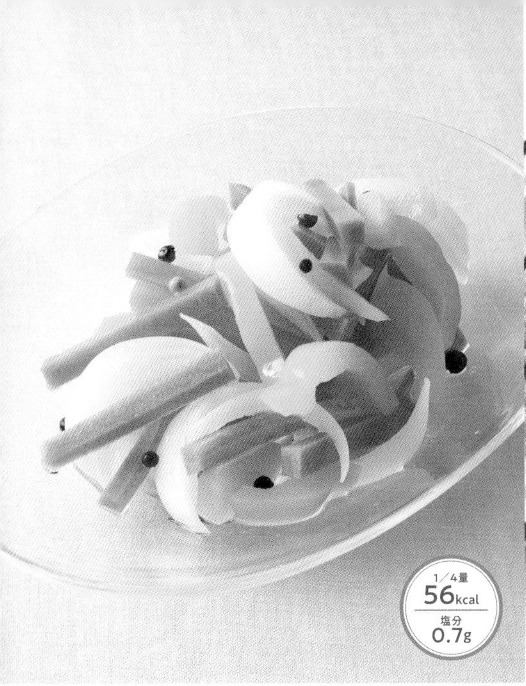
1／4量
56kcal
塩分
0.7g

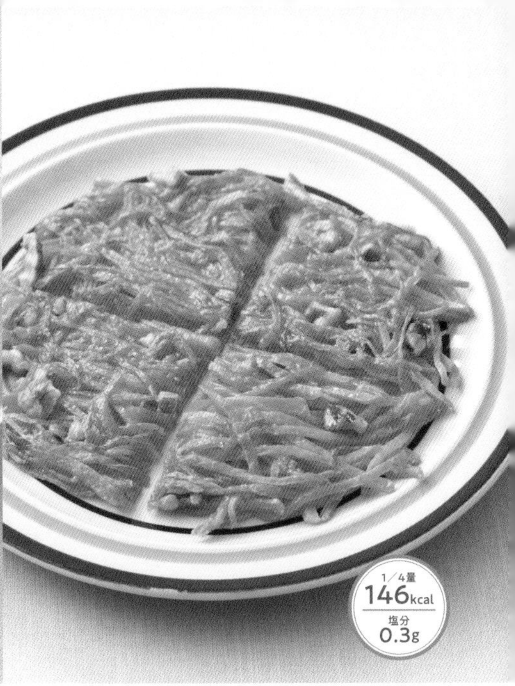
1／4量
146kcal
塩分
0.3g

材料をまとめてレンジ加熱するだけ。
好みの野菜で自分流にアレンジできる

にんじんとパプリカのレンジピクルス

材料（作りやすい分量）

	玉ねぎ	½個（100g）
	にんじん（細めの部分）	10cm（100g）
	黄パプリカ	1個（100g）
a	米酢・水	各½カップ
a	砂糖・白ワイン（または酒）	各大さじ2
a	塩	小さじ½
a	ミックス粒こしょう（あれば）	少量

作り方

1 玉ねぎはくし形に、にんじんは5mm角の棒状に切る。パプリカは四つ割にしてから横に5mm幅に切る。
2 耐熱ボールにaを混ぜ、玉ねぎ、にんじんを加えてラップをかけ、電子レンジ（600W）で3～4分加熱する。
3 熱いうちにパプリカを混ぜて液面をラップでおおい、さめるまでおく。

冷蔵で3～4日保存可能

スライサーを使えば簡単に。にんじんの甘味ともちっとした食感が楽しめる

にんじんのガレット

材料（作りやすい分量）

	にんじん	1本（150g）
	ローストくるみ	20g
a	かたくり粉	大さじ1
a	塩	少量
	オリーブ油	小さじ2

作り方

1 にんじんは皮をむき、5cm長さのせん切りにする。くるみはあらく砕く。
2 ボールに1とaを入れて混ぜ合わせる。
3 小さめのフライパンにオリーブ油小さじ1を中火で熱し、2の半量を平らに広げる。ゴムべらなどで軽くおさえながら、弱めの中火で2分、裏返してさらに2分焼く。残りも同様に焼く。4等分に切り、皿に盛る。

冷蔵で3～4日保存可能

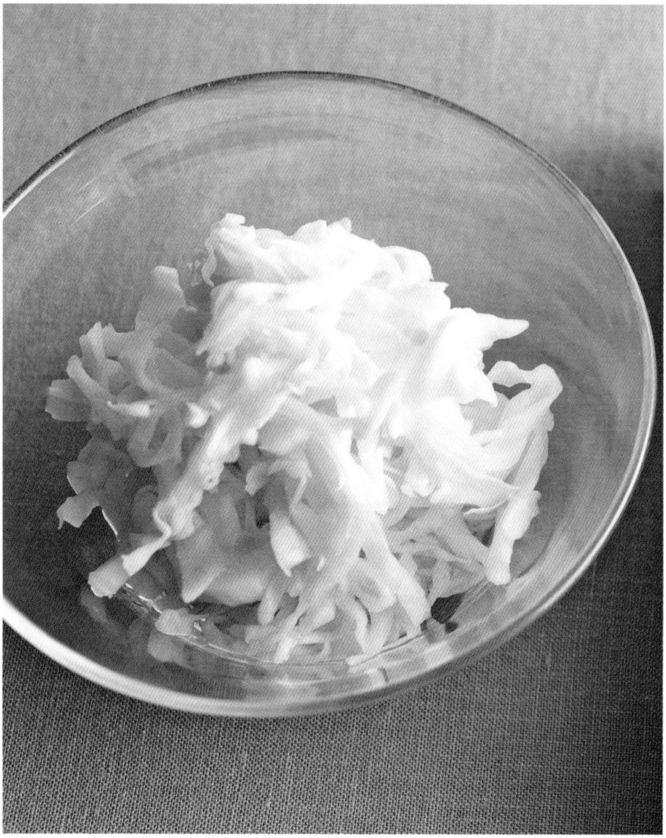

酢キャベツ

作りおきしておくと、いろいろアレンジが楽しめる便利な常備菜。時間がたつほど酸味がアップ!

1/8量
16kcal
塩分
0.4g

材料(作りやすい分量)

キャベツ※ …… ½個(500g)
酢 …… 大さじ2〜3
塩・砂糖 …… 各小さじ1

※キャベツの代わりに、にんじん、大根、白菜でも。

冷蔵で1週間ほど保存可能

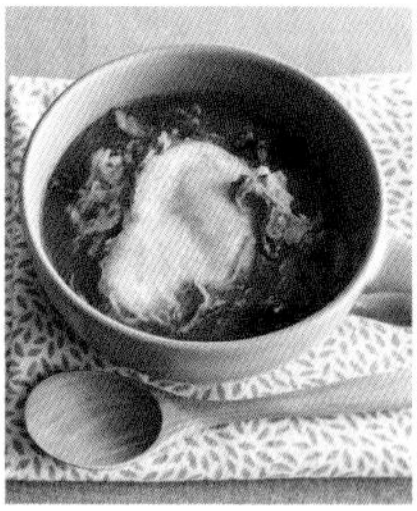

スープに加えるほか、鶏肉や豚肉と一緒に油でさっといため蒸し煮にしてもおいしい。

作り方

1 キャベツは半分に切って太い芯をとって洗い、上下に切り分け、下の葉脈が太い部分は葉脈を切るようにせん切り、上はやや太めのせん切りにし、保存袋に入れる。

2 *1*に塩と砂糖をふり混ぜ、酢を加えてよく混ぜ、ときどき上下を返し、1時間ほどしたら空気を抜いて冷蔵庫で保存する。 一日1回上下を返し、空気は抜いておく。

調味料や食材を加えてアレンジ

すりごま、オリーブ油、ごま油、粒マスタード、マヨネーズ&黒こしょう、ツナ缶、サバ缶、ハムのせん切りなどを加えてもおいしい。

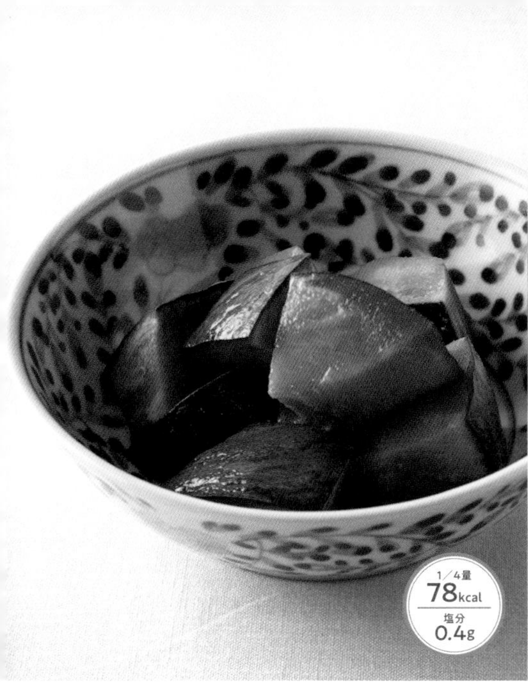
1/4量
78kcal
塩分
0.4g

まとめて切って、レンジでほっくり加熱。
ビタミン豊富なかぼちゃは常備菜に

かぼちゃのめんつゆ
レンジ煮

材料（作りやすい分量）

かぼちゃ……300g
めんつゆ（3倍濃縮）……大さじ1
みりん……大さじ1

作り方

1 かぼちゃは2〜3㎝角に切る。皮を下にして耐熱ボールに入れ、めんつゆとみりんをまわしかける。ふんわりとラップをかけて電子レンジ（600W）で6分40秒ほど加熱する。
2 ざっと混ぜ、かけていたラップを落としぶたのようにかぼちゃに密着させ、あら熱がとれるまでおく。

冷蔵で3〜4日保存可能

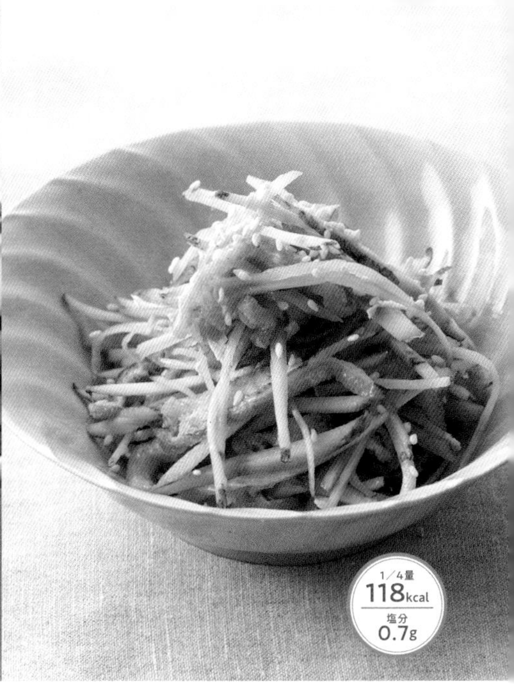
1/4量
118kcal
塩分
0.7g

食物繊維豊富なごぼう。
酢を加えてひと味違うきんぴらに

ごぼうと油揚げの
酢きんぴら

材料（作りやすい分量）

ごぼう……大1本（200g）
油揚げ……2枚（60g）
ごま油……小さじ2
しょうが（せん切り）……2かけ分
a［ 酢・みりん・酒・しょうゆ……各大さじ1
いり白ごま……適量

作り方

1 ごぼうは5㎝長さのせん切りにし、水にさらして水けをきる。
2 油揚げは細切りにする。
3 フライパンにごま油を中火で熱し、しょうがをいためる。香りが立ったら1と2を加えていため、さらにaを加え、汁けがなくなるまでいためる。
4 器に盛り、白ごまをふる。

冷蔵で3〜4日保存可能

仕事の合間に仕込める

オーブン・煮込み料理

家で過ごす時間が長いときこそ楽しみたいオーブン料理や煮込み料理。ササッと仕込んだら、あとは時間任せで、本格的な料理が完成です！

骨つき鶏もも肉のオーブン焼き ベークドポテト＆トマト添え

材料（作りやすい分量　2～4人分）

鶏骨つきもも肉
　……骨つき380gのもの大２本（300g）

a
- 塩……小さじ1
- タイムの葉……4枝分
- こしょう……適量

じゃが芋……1個（120g）
トマト……1個（150g）
にんにく（皮つき）……2かけ
オリーブ油……大さじ2
塩……少量

作り方

1 鶏肉は皮のついていない面を上にして置き、中央の骨に沿って身を切り離さない程度に切り目を入れる。aをまぶして冷蔵庫に入れて3時間から一晩おく。

2 じゃが芋は皮をむいて4等分に切る。トマトはへたをくりぬき、横半分に切って種を除く。

3 天板にオーブンシートを敷く。鶏肉を皮を上にしてのせ、まわりにじゃが芋、トマト、皮つきのにんにくを置き、全体にオリーブ油をふりかけてからめる。

4 200℃に予熱したオーブンで*3*を20分焼き、焼き上がったら扉をあけずにそのまま5分おく。器に盛り、じゃが芋に軽く塩をふる。

200℃
で予熱して
20分
焼く

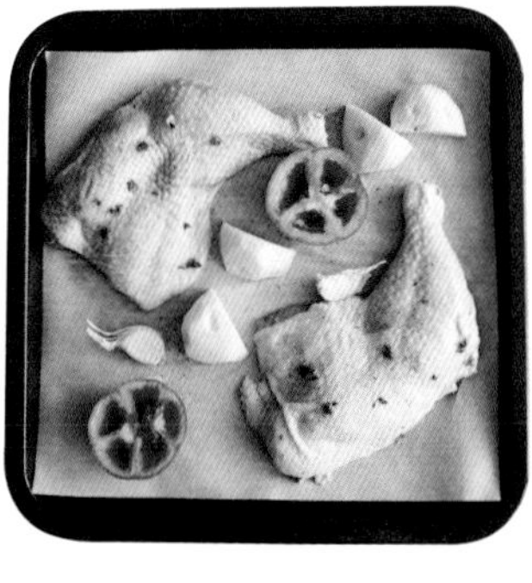

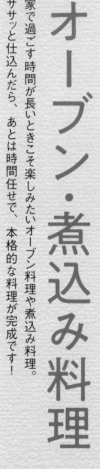

鶏肉は皮がパリッと香ばしく焼けるように、皮を上にして天板にのせるのがポイント。トマトは種を除いて。

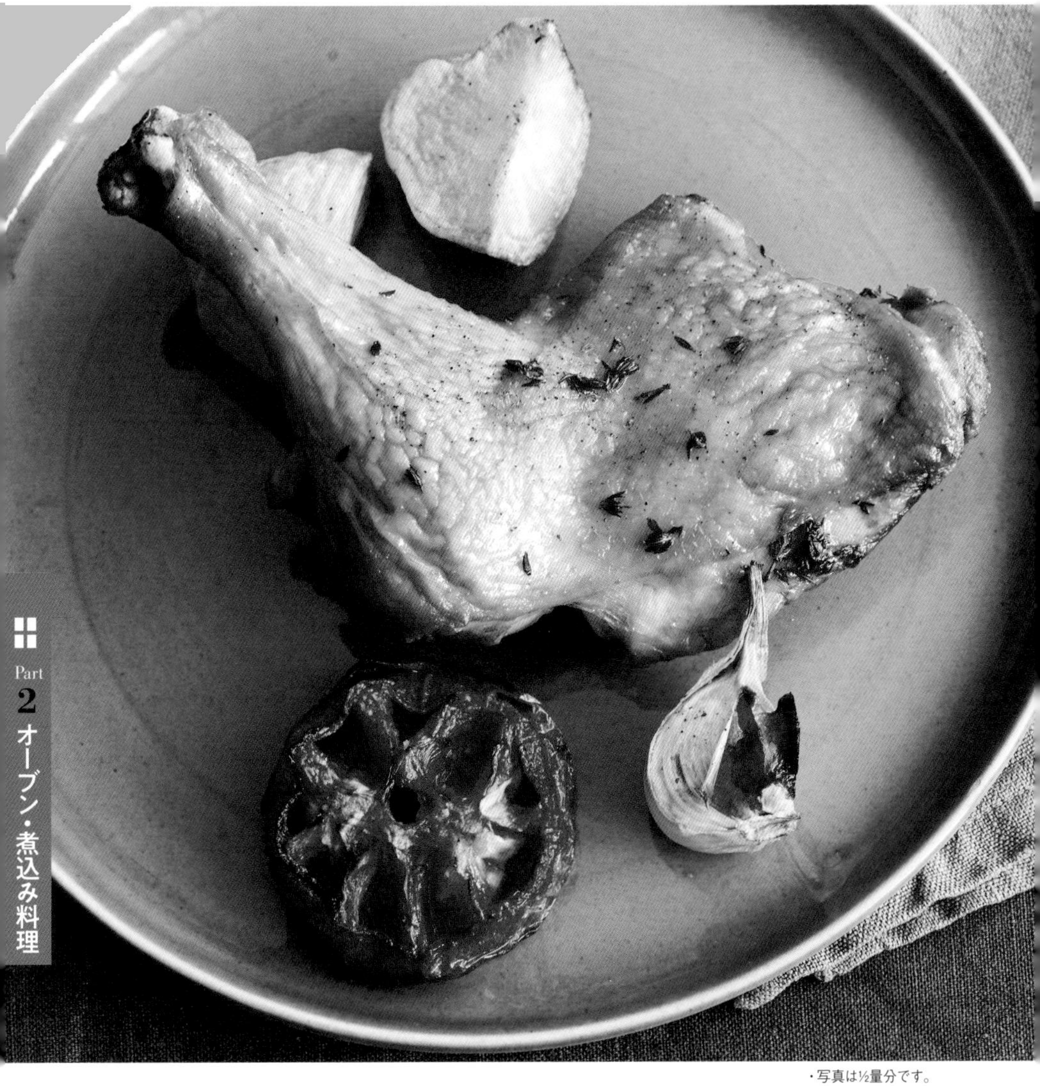

・写真は½量分です。

骨つき肉のローストはオーブンの得意技。特別な日の食事に！
エネルギーは高めなのでふだんは½本がベター。

1/4量 249kcal
塩分 1.8g

バランスヒント 生野菜または温野菜のグリーンサラダを添えて華やかに。残った鶏もも肉は翌日ほぐしてサラダやサンドイッチの具にしても。

豚肩ロースの焼き豚風
ごぼうのローストとレタス添え

材料（作りやすい分量　5人分）

豚肩ロースかたまり肉		500g
ごぼう		1本（170g）
a	しょうゆ	⅕カップ
	酒	¾カップ
	はちみつ	70g
	オイスターソース	小さじ1
	しょうが・にんにく（すりおろす）	各小さじ1
	五香粉《うーしゃんふぇん》（あれば）	小さじ1弱※
レタスなど好みの葉野菜・練りがらし		各適量

※八角1かけまたはシナモンパウダー小さじ1弱で代用してもよい。

作り方

1 豚肉はところどころ金串で刺してたれをしみ込みやすくする。ごぼうはよく洗い、6cm長さに切り、さっと水にさらして水けをきる。

2 豚肉とごぼうをポリ袋に入れ、混ぜたaを加える。袋の空気を抜いて口を縛り、冷蔵庫に一晩おく。

3 天板にオーブンシートを敷き、豚肉とごぼうを袋からとり出して天板にのせる。200℃に予熱したオーブンで20分焼く。

4 天板をとり出し、豚肉の中央に金串を刺して3秒待って引き抜く。下くちびるの下にその金串を当ててみて、熱いと感じたら焼き上がり。オーブンにそのまま戻し入れて10分おく。

5 肉を1cmほどの厚さに切り、ごぼうとともに皿に盛り、好みの葉野菜とからしを添える。

200℃
で予熱して
20分
焼く

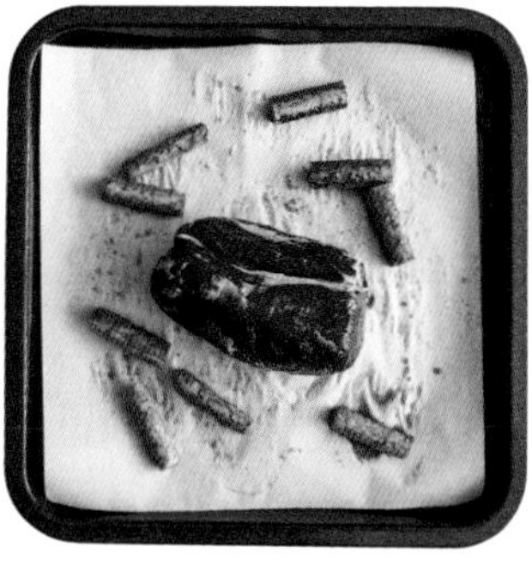

豚肉とごぼうは、味が充分にしみ込んでいるので、汁けをしっかりきってから天板にのせる。

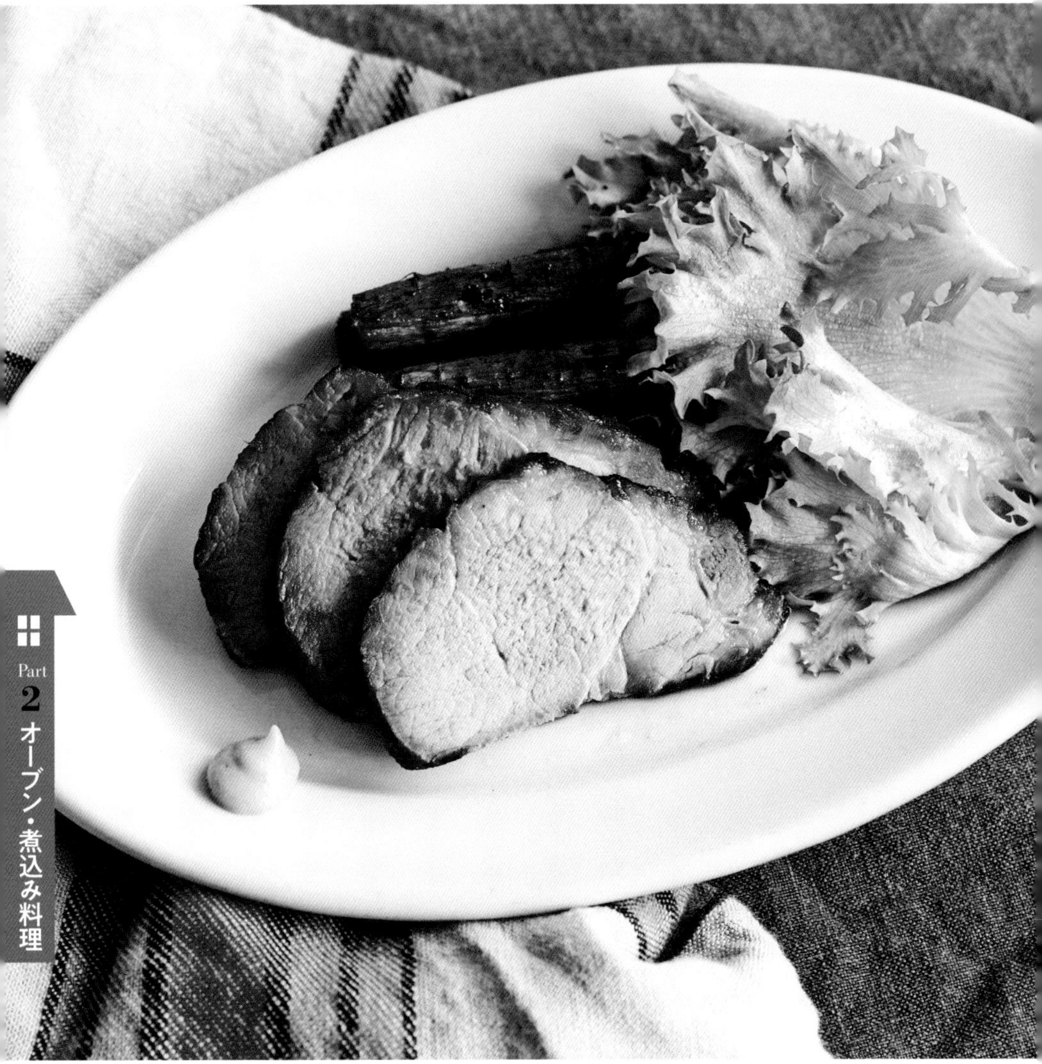

かたまり肉のオーブン焼きは、作りおきもできて便利。
冷蔵庫で4〜5日もつので、残りの焼き豚は後日のお楽しみに

1人分 338kcal
塩分 1.7g

バランスヒント オーブンにお任せしている間に、簡単な野菜料理を1〜2品。あとは主食（ごはん、パン）をそろえれば、すてきな食卓のでき上がり！

白身魚と野菜のオーブン焼き

材料（作りやすい分量　2人分）

マダイ（またはサワラやタラなど）……2切れ（200g）
塩……小さじ½
こしょう……適量
れんこん……4cm（100g）
かぶ……1個（150g）
かぼちゃ……100g
a［アンチョビー（フィレ）……2枚（5g）
　 オリーブ油……大さじ2

作り方

1 白身魚は塩をふって10分おく。
2 れんこんは皮をむき、2cm厚さの輪切りにしてから4つ割りにし、水にさらして水けをきる。かぶは葉柄を2cmほど残して皮をむき、6つ割りにする。かぼちゃは3cm程度の角切りにする。
3 **a**のアンチョビーをみじん切りにし、オリーブ油を加えて混ぜ合わせる。
4 天板にオーブンシートを敷く。白身魚の汁けをふきとり、皮を上にして天板にのせ、こしょうをふる。*2*に*3*のアンチョビーオイルをからめ、魚のまわりに置く。残ったオイルを魚にまわしかける。
5 200℃に予熱したオーブンで*4*を20分焼く。

200℃
で予熱して
20分
焼く

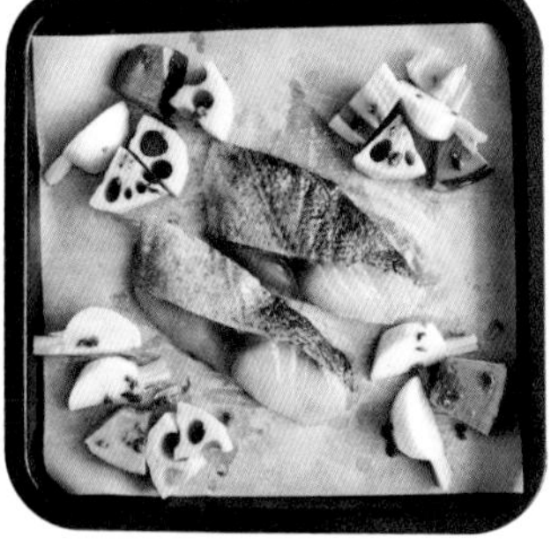

魚は、にじみ出た汁けをキッチンペーパーでしっかりふきとっておくと特有の臭みがとれる。野菜の味つけはアンチョビーの塩けのみのため、アンチョビーオイルをしっかりからませる。

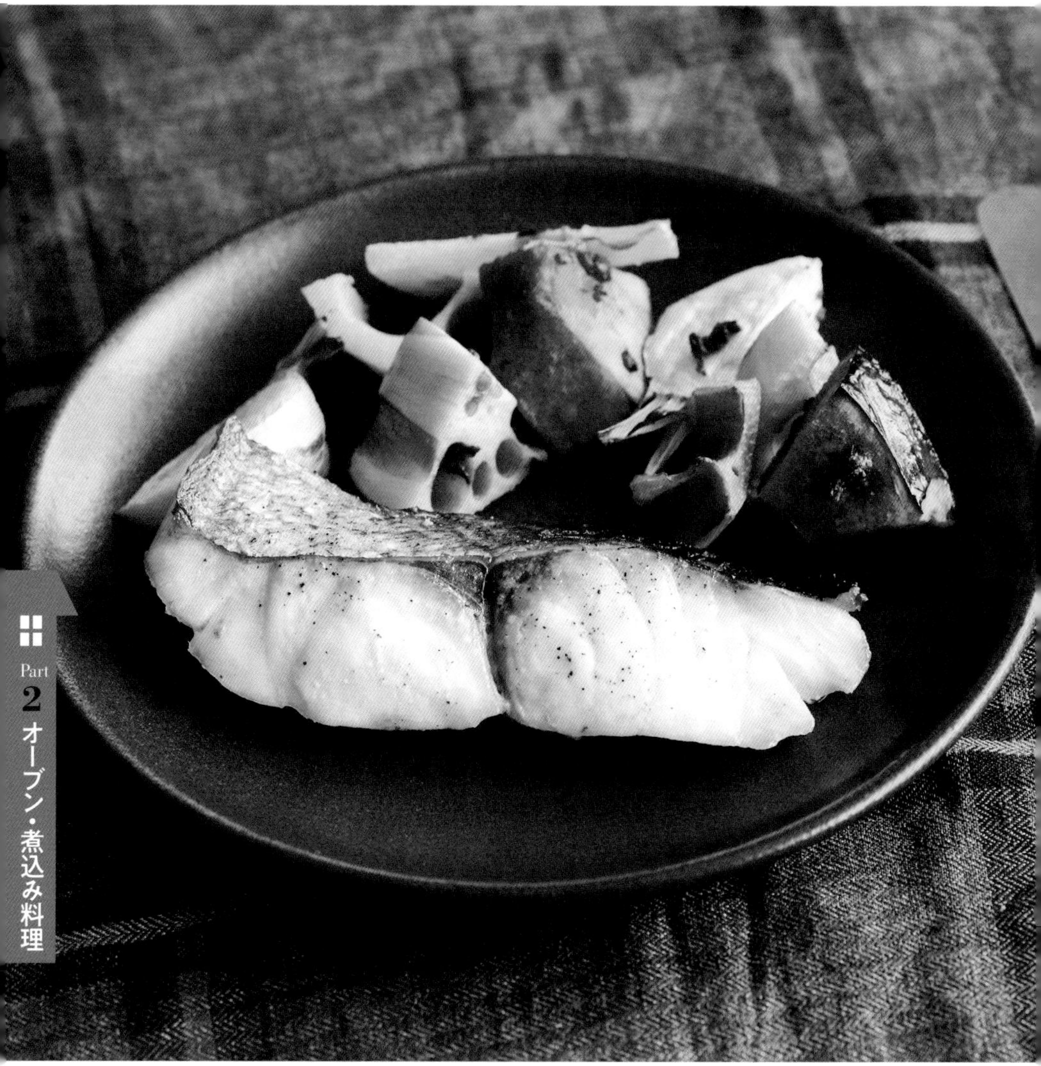

魚はふっくら、根菜はほっくり焼けて、素材の味が凝縮。
つけ合わせが同時に焼き上がるのも魅力

1人分 386kcal
塩分 1.7g

バランスヒント 主菜と副菜を兼ねた栄養満点の一皿。主食（ごはん、パン）と、さっぱりした野菜料理を1品プラスして、メインディッシュを引き立てましょう。

豚肉とにんじんのトマト煮込み

材料（作りやすい分量　8人分）

豚肩ロースかたまり肉……450gのもの2個
塩……小さじ2
赤ワイン（ミディアムボディ）……1½カップ
こしょう……適量
小麦粉……大さじ2
サラダ油……大さじ1½
にんじん……大2本（350g）
玉ねぎ……小2個（300g）
a［水……2カップ
　トマトペースト（6倍濃縮）……30g
　ロリエ……2枚

作り方

1 豚肉はそれぞれたこ糸を巻いて形を整え、塩をまんべんなくまぶし、ポリ袋に入れて赤ワインを注ぐ。空気を抜いて口を閉じ、冷蔵庫で一晩おく。
2 1の豚肉をとり出してキッチンペーパーで汁けをふき、こしょうをふって小麦粉をまぶす（漬け汁はとっておく）。にんじんは皮をむく。玉ねぎは1cm角に切る。
3 厚手のなべに油を中火で熱して豚肉を並べ、全面に焼き色をつける。一度とり出して火を消す。
4 なべ底の脂をキッチンペーパーで吸いとり、玉ねぎを入れて弱火でいためる。しんなりとなったら2の漬け汁とaを加えてひと混ぜし、豚肉を戻し入れて強火にする。煮立ったら弱火にし、ふたをしてときどき肉の上下を返しながら50分ほど煮る。
5 にんじんを加え、ふたをしてさらに20分ほど煮る。味をみて、足りなければ塩少量（分量外）で味をととのえる。豚肉のたこ糸をはずし、にんじんとともに食べやすい大きさに切り分け、器に盛る。

おいしく
煮込む
ポイント

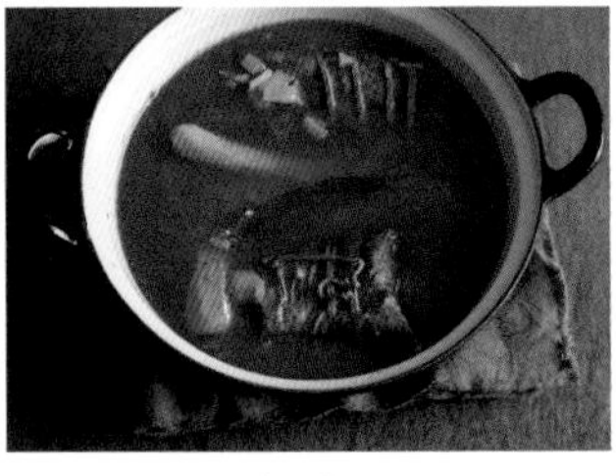

煮込みは一度に多く作ったほうがおいしい。残りは冷蔵庫に入れておけば、翌日味がなじみ、温め直してさらにおいしく。パスタのソースにしても。

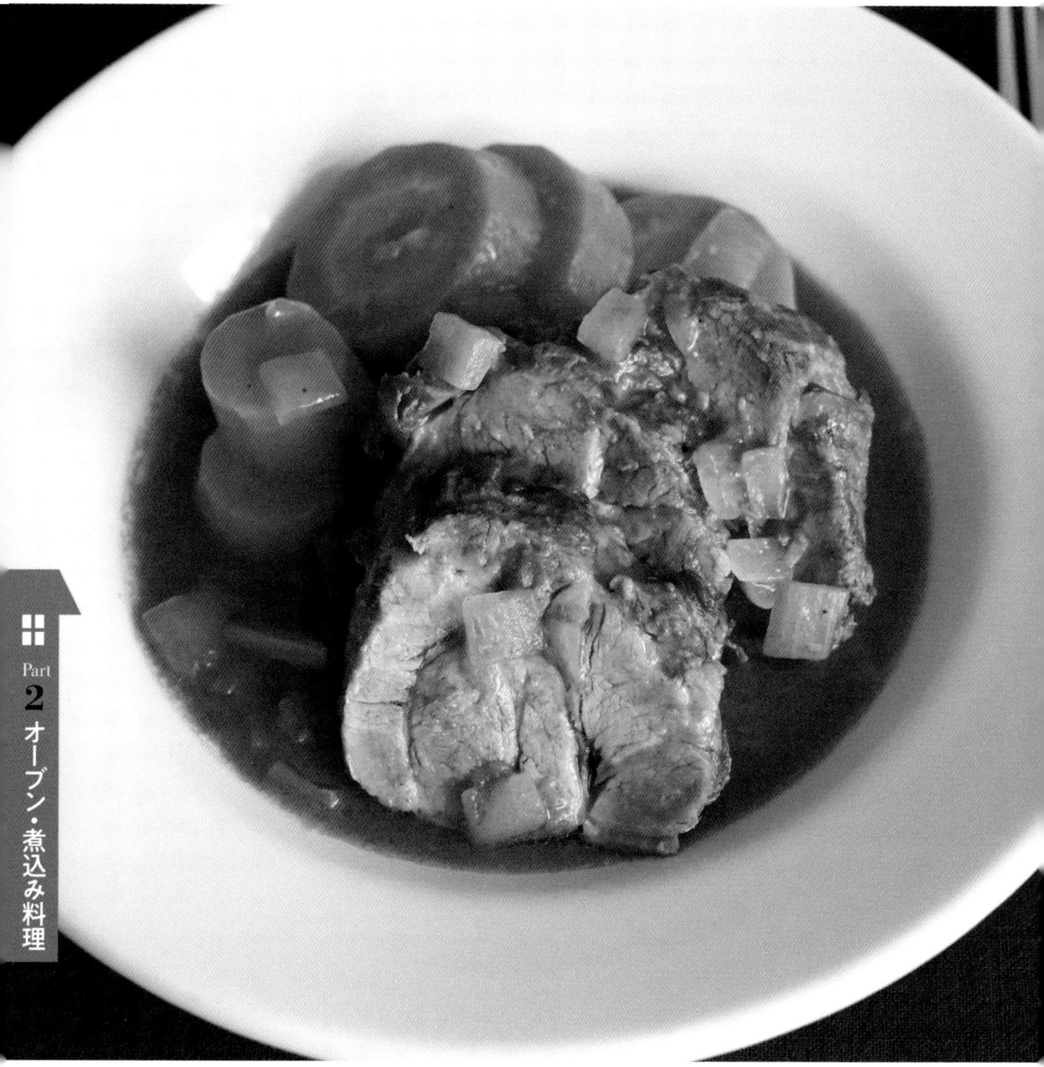

・写真は2人分です。

じっくり煮込む肉料理はテレワークならではの楽しみ！
赤ワインに漬けてから煮ると、豚肉が風味よく、やわらかに

1人分 350kcal
塩分 1.4g

バランスヒント　豚肉でたんぱく質はしっかりとれますが、野菜は少し足りないのでグリーン系の野菜サラダをプラスすると華やかに。主食はパンでも、ごはんでも、パスタでも合います。

サケとブロッコリー、ねぎの軽い煮込み　チーズ風味

材料（2人分）

生ザケ	2切れ（200g）
ブロッコリー	½個（150g）
ねぎ	2本（200g）
にんにく（薄切り）	½かけ分
塩	小さじ½
白ワイン	大さじ1
水	1カップ
白かびチーズ（カマンベールなど）	½個（50g）

作り方

1. ブロッコリーは房と茎を切り分け、房は5㎜厚さの薄切りにする。茎は皮をむいて1㎝角に切る。ねぎは青い部分のかたいところを除き、2㎝長さに切る。チーズは6等分のくし形切りにする。
2. なべにブロッコリーの茎とねぎ、にんにくを入れ、塩の半量をふる。サケの水けをキッチンペーパーでふいて上に並べ、白ワインをふる。
3. サケに残りの塩をふり、分量の水をなべの縁から加えてふたをし、中火にかける。煮立ったら弱火にし、8〜10分煮たらふたをとり、ブロッコリーの房を散らす。再びふたをし、さらに2〜3分煮て、火を消す。
4. 器に盛り、チーズをのせて煮汁をまわしかける。

おいしく
煮込む
ポイント

魚の場合は、あまり長時間煮込みすぎないのがおいしさのコツ。さっと煮込んだほうが、煮くずれしにくく、うま味も保てます。

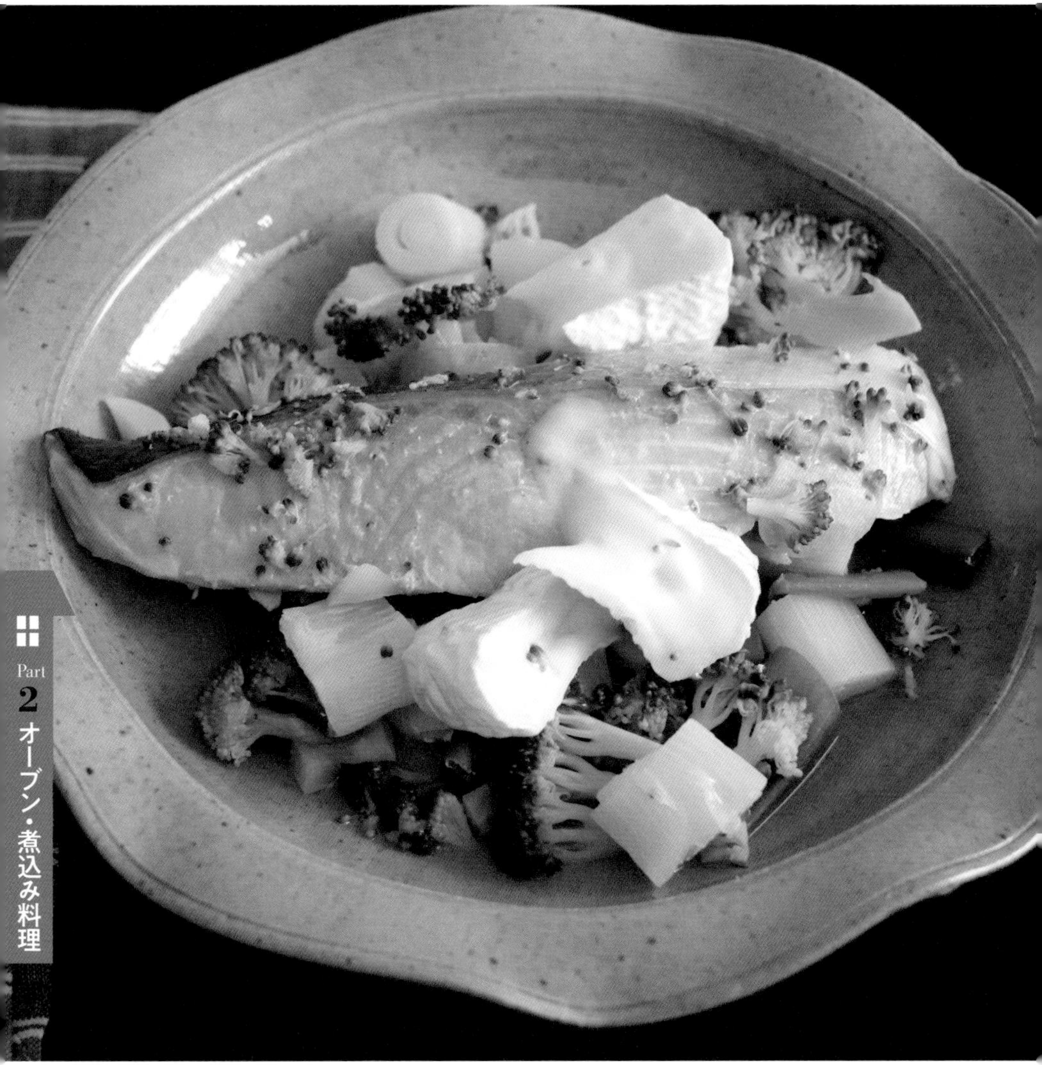

いつもの食材をフレンチテイストでごちそう風に。
とろりととけたチーズが、ソース代わりになります

1人分 272kcal
塩分 2.0g

バランスヒント　パンなどの主食を添えるだけで栄養バランスOKですが、キャロットラペ（にんじんサラダ）やピクルスなどさっぱりした野菜料理を添えても。

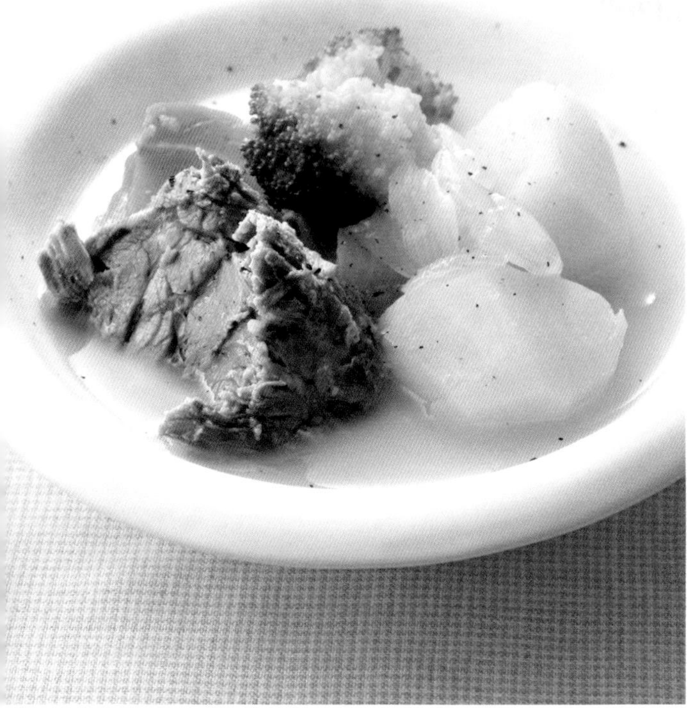

塩豚とじゃが芋のポトフ

じっくりねかせた塩豚の塩けとうま味が、じゃが芋や野菜にじんわりしみ込みます。ビタミン豊富なブロッコリーも加えて

1人分 312kcal
塩分 1.0g

材料（作りやすい分量　4人分）

じゃが芋……3個（360g）
豚肩ロースかたまり肉……300g
塩……小さじ⅔
オリーブ油……小さじ1
にんにく……1かけ
玉ねぎ……1個（200g）
a［白ワイン……½カップ
　 水……3カップ
にんじん……1本
ブロッコリー……½個（150g）
こしょう……少量

作り方

1 豚肉は塩をすり込んでラップで包み、冷蔵庫で1〜3日おく。
2 じゃが芋は皮をむいて4等分に切り、水にさらす。にんにくは押しつぶし、玉ねぎは縦6等分に切る。にんじんは縦横半分に切り、ブロッコリーは小房に分ける。
3 なべににんにくとオリーブ油を中火で熱し、豚肉の表面を焼く。玉ねぎと**a**を加え、煮立ったらアクを除き、ふたをして弱火で約50分煮る。
4 じゃが芋、にんじんを加えて15分煮る、ブロッコリーを加えて5分煮る。
5 器に盛り合わせ、こしょうをふる。

バランスヒント　肉と野菜のうま味がスープにとけ込んだ、やさしい味わいのポトフ。パンやごはんを添えるだけで、栄養バランスばっちり！

冷蔵庫にあると助かる

ちょい足し野菜

野菜は下ごしらえが必要なので、早く作りたいときはついつい省略しがち。
時間のあるときに下準備して冷蔵庫にストックしておけば、
野菜たっぷりのバランスメニューがお手軽に完成！

洗っておく

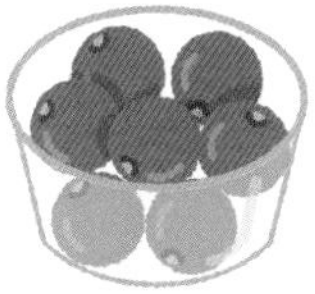

ミニトマトはへたをとって洗い、冷蔵庫で保存しておく。すぐ使えるようにしておくと便利。

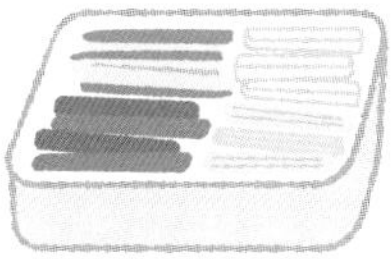

きゅうり、セロリ、にんじん、大根などはスティック状に切って冷蔵庫に保存しておく。

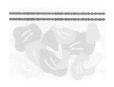

レタス類や水菜は洗って食べやすいサイズにし、水けをしっかりきって冷蔵庫で保存。

ゆでておく

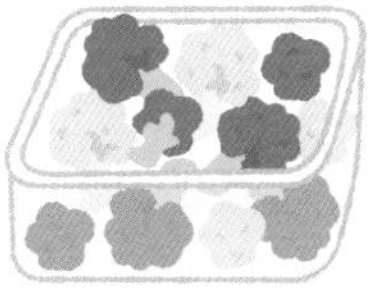

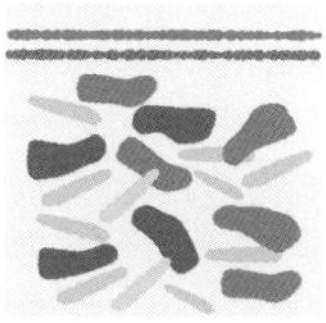

ブロッコリー、カリフラワー、さやいんげん、れんこんなどは、食べやすく切ってからゆでて、冷蔵保存しておく。ほうれん草や小松菜は冷凍保存でも。

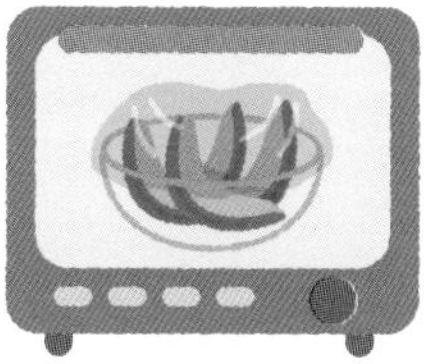

かぼちゃ(くし形)、にんじん(輪切り)などはレンジ蒸し※が便利。栄養分を損失しにくいというメリットも。にんじんは熱いうちにオリーブ油をからめてもよい。

※耐熱容器に入れてラップをかけ、中に火が通るまで加熱。

漬けておく

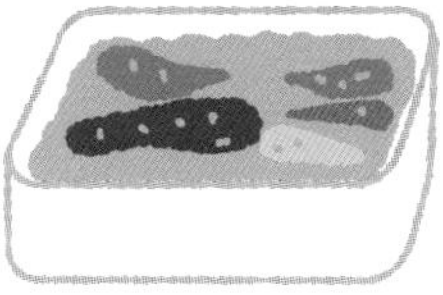

ぬか漬けは乳酸菌やビタミンB_1が摂取できる一方、塩分もあるので浅漬けにするのがおすすめ。きゅうりやなす、にんじんなどの定番野菜のほかパプリカもおいしい。

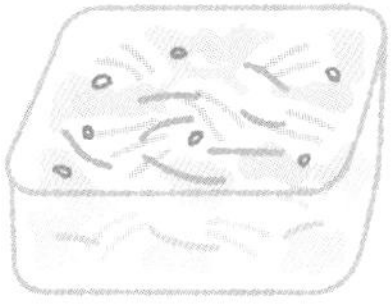

白菜やキャベツの塩もみをストック。材料の約1%の塩を加え、ポリ袋でもみ、冷蔵保存しておく。軽く絞って、いため物、あえ物、スープに入れても。

酢キャベツ(88ページ)も
おすすめ！

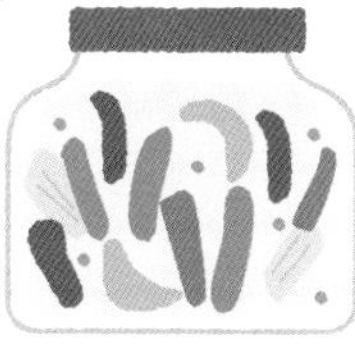

ピクルスなどの酢漬けは塩分も控えめで、とても助かる常備菜。きゅうり、セロリ、かぶ、にんじん、ミニトマト、パプリカ、玉ねぎなどお好みの野菜で。

運動で解決！

簡単エクササイズで健康をキープ！

テレワークでは運動不足になりがち。おうち時間の健康をキープする効果的な運動方法を紹介します。

毎日、これだけは動きたい！

健康のためには運動は30分以上を週2日以上行なうのが理想です。1日の活動量の目標は歩数で考えると1日あたり男性9000歩、女性8500歩くらい必要です。

目標は

歩数の場合、
男性　1日9000歩
女性　1日8500歩
（生活での歩数も含む）

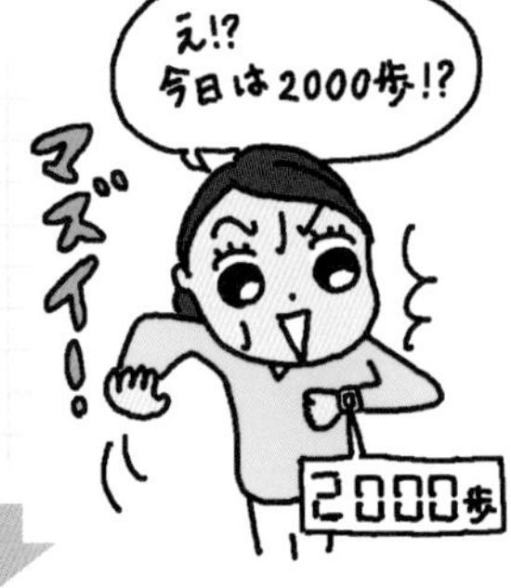

POINT　3つの運動を行なう！

健康と体力を効率よく維持するためには「柔軟性」「持久力」「筋力」3つの体力要素の運動を、バランスよく行なうことがたいせつです。より安全に効果的に行なうために、2や3の運動の前後は1でウォーミングアップ・クールダウンをしましょう。

1 柔軟性 →103ページ

2 持久性 →104ページ

3 筋力 →105ページ

＋

運動以外に、ふだんの生活でちょこちょこ動く

1日の身体活動量を増やすには、運動だけでなく、日常生活の中でも積極的に動くようにして、掃除や洗濯などの日常生活での身体活動で消費されるエネルギーを高めることも効果あり！

たとえば

- 仕事の合間にストレッチ（気分もリフレッシュ）
- 買い物に歩いて出かける（帰りは筋トレにも）
- 犬の散歩に行く（犬も喜ぶ）
- こまめに家事をする（家の中が快適）など

1
柔軟性

体をほぐすストレッチ

体のおもな筋肉を効果的にストレッチできます。 運動の前後に行なって
ウォーミングアップやクールダウンに。また、仕事の合間のリフレッシュにもおすすめです。

① 伸ばす

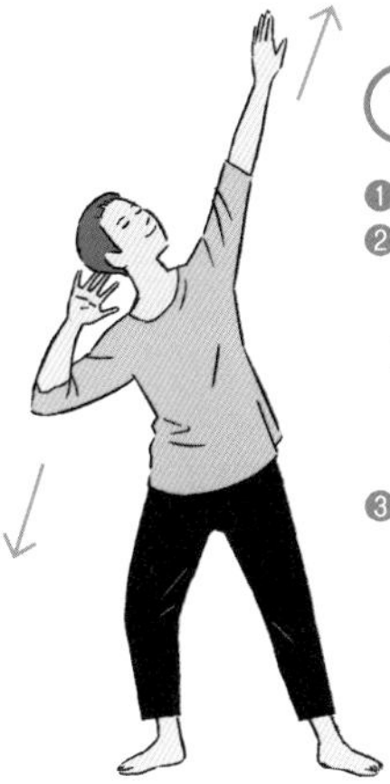

❶足を肩幅の倍に開いて立つ。
❷片方の腕を斜め上に向けて伸ばす。視線は手の先へ。反対側の腕はひじを曲げて斜め下に向けて息を吐きながら引く。この状態で5秒数える（イラスト）。
❸息を吸いながらゆっくり❶の姿勢に戻る。

左右それぞれ
2回程度くり返す

② 曲げる

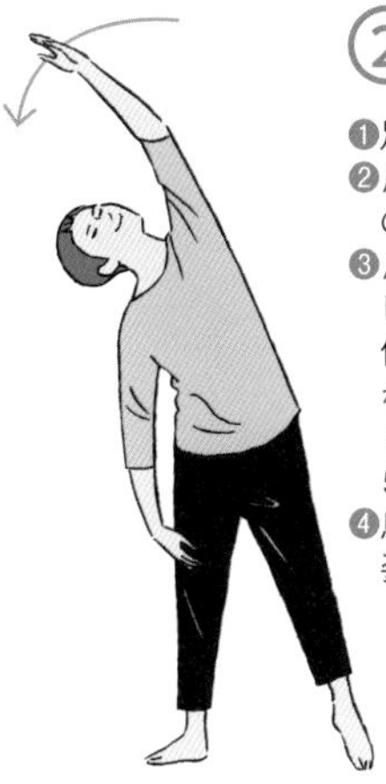

❶足を肩幅の倍に開いて立つ。
❷片方の腕は上に、もう一方の腕は下に伸ばす。
❸息を吐きながら、下に伸ばした腕の方向にゆっくりと体の側面を曲げる。腕はそれぞれの方向に引く（イラスト）。最大に曲げたところで5秒数える。
❹息を吸いながらゆっくり❶の姿勢に戻る。

左右それぞれ
2回程度くり返す

③ まわす

❶足を肩幅より、やや広めに開いて立つ。
❷両腕を片側に伸ばし、顔も同じ方向に向ける（イラスト①）。力を抜き、息を吐きながら、手で大きな円を描くように体をまわす（イラスト②）。真上で息を吸う（イラスト③）。

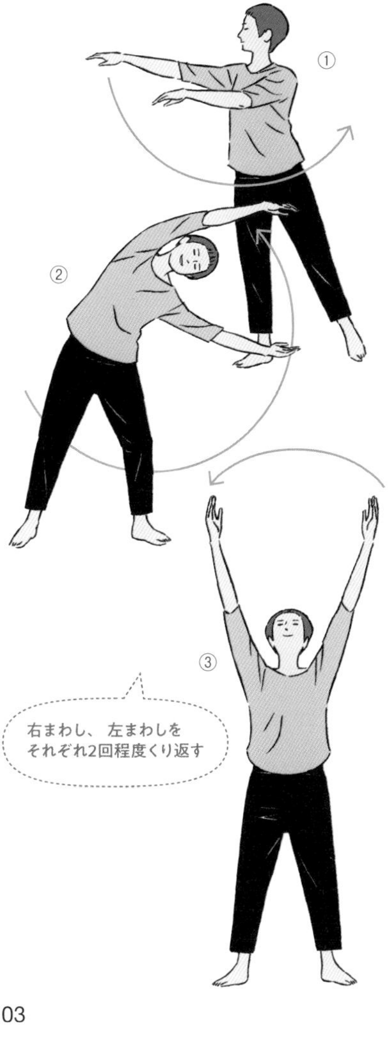

右まわし、 左まわしを
それぞれ2回程度くり返す

ココがポイント

▶運動前のウォーミングアップは
①→②→③ の順で。

▶運動後のクールダウンは
③→②→① の順で。

2 持久性　速度を変えてウォーキング（有酸素運動）

「距離」（決まったコース）ではなく「時間」を基準にしたウォーキング方法です。
時間を決めて行けるところまで歩き、帰りはメリハリをつけてスピードアップして戻ってきます。
日によって違うコースを歩くことができ、コースのバリエーションが広がります。

ウォーキングの正しいフォーム

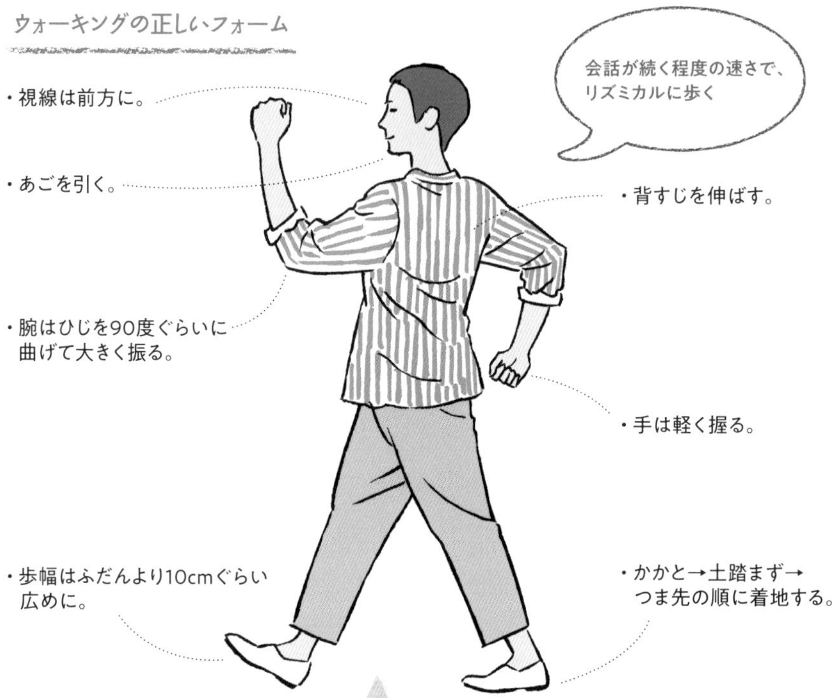

会話が続く程度の速さで、リズミカルに歩く
・視線は前方に。
・あごを引く。
・背すじを伸ばす。
・腕はひじを90度ぐらいに曲げて大きく振る。
・手は軽く握る。
・歩幅はふだんより10cmぐらい広めに。
・かかと→土踏まず→つま先の順に着地する。

行きと帰りでスピードを変えて強度をアップ！

会話が続く程度の速さで10分かけて行けるところまで歩き（往路）、戻るときは9分を目指して歩きます（復路）。メリハリをつけてスピードを変えることで、ウォーキング強度がアップします。慣れてきたら15分に延ばしてみましょう。

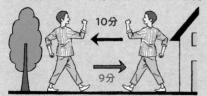

おすすめ有酸素運動

ウォーキング以外にも、ジョギングやエアロビクスのほか、おうちでテレビを見ながら、家事をしながら、足踏み運動をするのもおすすめです。

3 筋力

“ながら”筋トレ2種

動作が単調で飽きやすい筋トレも、自宅なら、テレビを見ながら、好きな音楽を聴きながら、自由に楽しむことができます。全身の筋肉をバランスよく鍛えられる組み合わせをご紹介します。

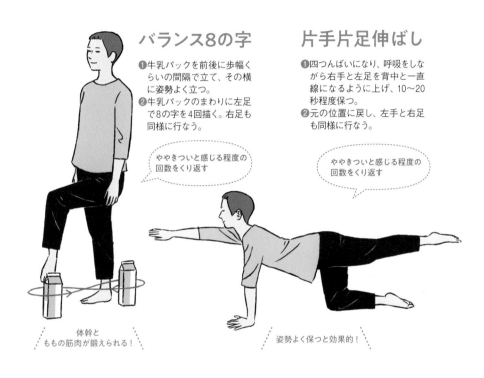

バランス8の字

❶牛乳パックを前後に歩幅くらいの間隔で立て、その横に姿勢よく立つ。
❷牛乳パックのまわりに左足で8の字を4回描く。右足も同様に行なう。

ややきついと感じる程度の回数をくり返す

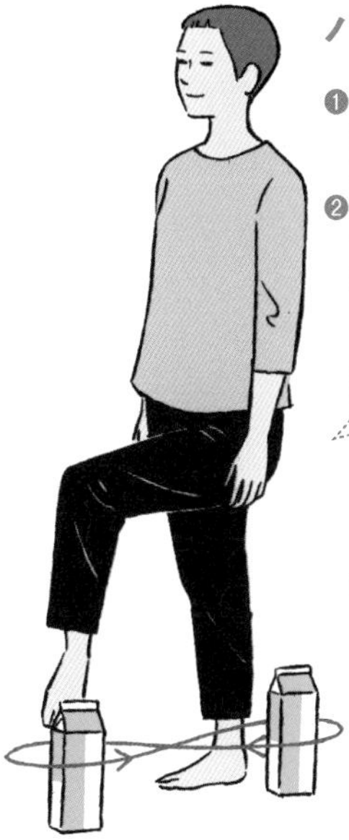

体幹とももの筋肉が鍛えられる！

片手片足伸ばし

❶四つんばいになり、呼吸をしながら右手と左足を背中と一直線になるように上げ、10〜20秒程度保つ。
❷元の位置に戻し、左手と右足も同様に行なう。

ややきついと感じる程度の回数をくり返す

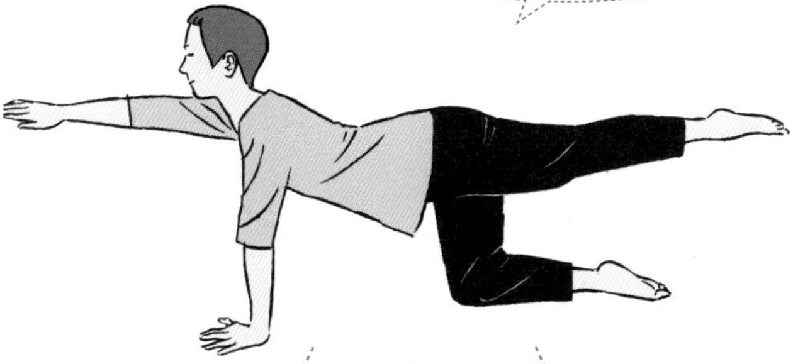

姿勢よく保つと効果的！

音楽や動画を使って楽しもう！

運動は楽しくないと長続きしません。たとえば、好きな音楽を聴きながら、あるいは動画サイトを活用しながら行なえば、楽しさも倍増します。動画サイトには国内外の運動例がたくさんあるので、ちょっと試してみて「これならできそう」と思えるものを選ぶとよいでしょう。動画サイトには自動翻訳やスロー再生の機能も備わっているので、そのような機能を活用すれば、体を動かしながら生の外国語を学ぶこともでき、一石二鳥です！

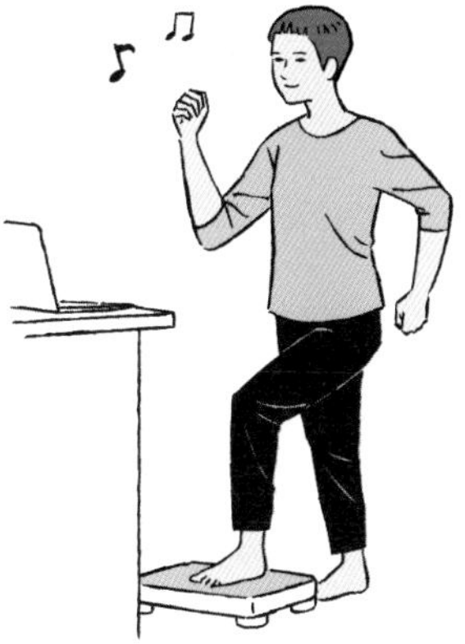

資料 朝・晩の体重をグラフ化してみよう

●朝・晩の体重をメモするだけでなく、折れ線グラフで視覚化すると、体重の変化が一目瞭然です。
●短期的な体重変動は体に負担をかけるので、減量する場合は1か月に1kg減がベスト。 体重が減らなかった日は、翌日増えないように維持することが大切です。
●107ページの体重記録表（1か月分）をコピーしてご活用ください。

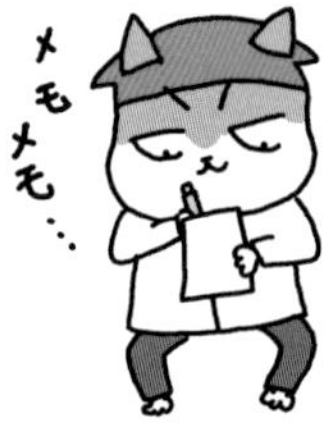

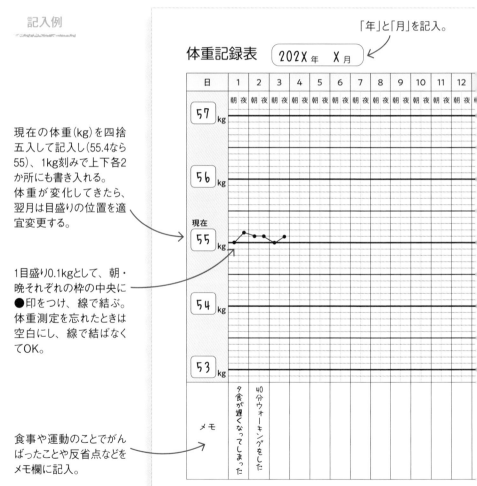

記入例

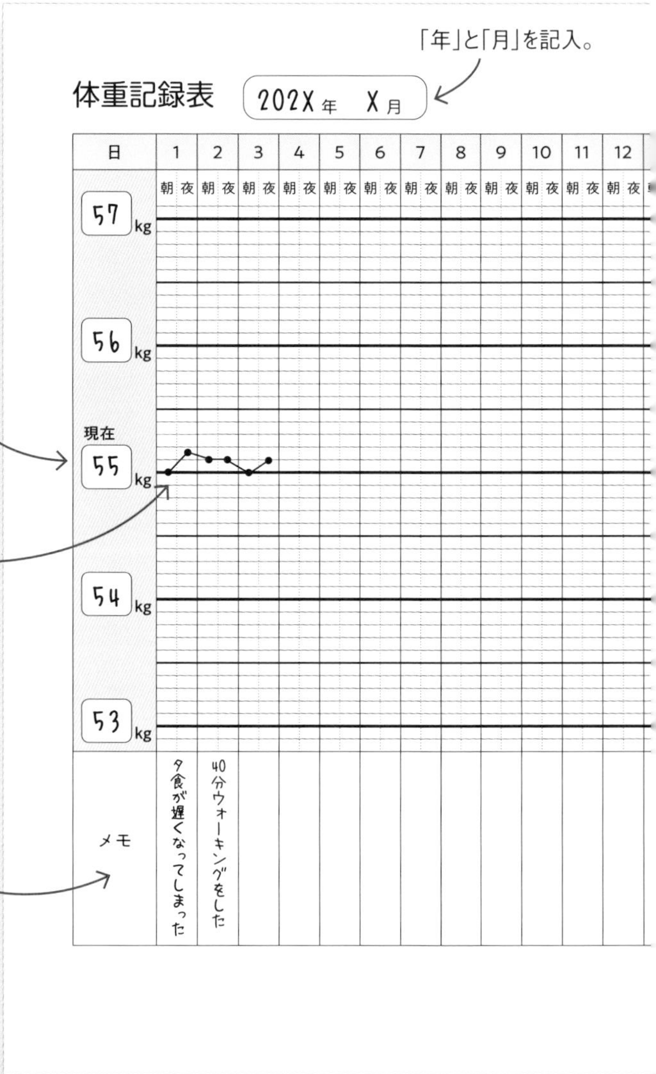

現在の体重（kg）を四捨五入して記入し（55.4なら55）、1kg刻みで上下各2か所にも書き入れる。
体重が変化してきたら、翌月は目盛りの位置を適宜変更する。

1目盛り0.1kgとして、朝・晩それぞれの枠の中央に●印をつけ、線で結ぶ。
体重測定を忘れたときは空白にし、線で結ばなくてOK。

食事や運動のことでがんばったことや反省点などをメモ欄に記入。

体重記録表

年　　月

日	1		2		3		4		5		6		7		8		9		10		11		12		13		14		15		16		17		18		19		20		21		22		23		24		25		26		27		28		29		30		31	
	朝	夜	朝	夜	朝	夜	朝	夜	朝	夜	朝	夜	朝	夜	朝	夜	朝	夜	朝	夜	朝	夜	朝	夜	朝	夜	朝	夜	朝	夜	朝	夜	朝	夜	朝	夜	朝	夜	朝	夜	朝	夜	朝	夜	朝	夜	朝	夜	朝	夜	朝	夜	朝	夜	朝	夜	朝	夜	朝	夜	朝	夜
kg																																																														
kg																																																															
現在 kg																																																															
kg																																																															
kg																																																															
メモ																																																															

栄養成分値一覧

『日本食品成分表2015年版（七訂）』（文部科学省）に基づいて算出しています。
同書に記載のない食品は、 それに近い食品（代用品）で算出しました。

- 特に記載がない限り、1人分（1回分）あたりの成分値です。
- 市販品は、メーカーから公表された成分値のみ合計しています。
- ビタミンAはレチノール活性当量、ビタミンEはα-トコフェロールの値です。
- 数値の合計の多少の相違は、計算上の端数処理によるものです。

ページ	料理名	エネルギー kcal	たんぱく質 g	脂質 g	炭水化物 g	食物繊維総量 g	カルシウム mg	鉄 mg	ビタミンA µg	ビタミンE mg	ビタミンC mg	食塩相当量 g

スピード丼・めん

34	大豆とじゃこのチャーハン	499	21.1	14.8	68.6	7.1	132	3.4	401	2.7	11	1.9
35	鶏ひき肉ともやしのエスニックチャーハン	431	15.3	13.1	61.1	3.0	32	1.2	65	2.3	11	1.4
36	サバのトマトカレーライス	622	23.6	22.2	78.9	4.2	264	2.8	47	4.4	23	2.8
37	トマトとひき肉のカレーいためごはん	527	18.6	17.9	71.1	3.4	36	2.7	100	2.4	31	1.7
38	白菜と牛肉のすき焼き風どんぶり	662	25.3	29.7	70.8	2.8	130	2.6	98	1.2	23	1.9
39	豚肉のしょうが焼き丼	634	23.8	28.3	68.1	2.6	37	1.5	30	2.3	12	2.3
40	サケのちゃんちゃん焼き丼	565	30.8	13.3	80.6	5.5	108	2.1	323	2.5	78	3.2
41	サバ缶豆腐丼	452	20.3	12.5	62.0	3.0	229	2.4	62	2.9	20	1.2
42	アジアンチキンライス	539	24.3	16.8	68.1	1.4	34	1.9	104	1.8	23	1.7
43	ゴーヤーピリ辛肉みそそうめん	552	20.3	16.3	76.0	4.4	41	1.7	33	1.1	39	2.5
44	ツナとトマトのぶっかけそうめん	566	25.7	13.4	82.2	4.0	44	1.7	95	3.4	16	3.5
45	肉汁つけうどん	473	14.8	24.2	45.4	2.8	65	1.3	11	0.5	6	1.7
46	オクラとベーコンのトマトスパゲティ	547	18.8	19.7	71.7	6.5	74	1.9	107	3.4	48	2.3
47	大豆入りトマトスパゲティ	547	19.7	18.3	73.5	8.2	126	2.6	64	2.9	15	0.6
48	ブロッコリーとオイルサーディンのペンネ	503	20.9	23.0	52.4	5.6	215	2.4	103	7.1	84	0.7
49	タコと野菜の冷たいパスタ	480	24.2	11.1	67.4	4.0	51	1.8	74	3.1	27	2.2
50	しらたきの冷めん	119	15.7	1.8	12.9	7.7	188	1.8	21	0.6	17	2.2
51	アサリとトマトのあんかけ焼きそば	444	13.1	9.2	75.4	5.1	69	2.8	106	2.7	34	2.2

おかず2品

56	ブリのソテー　トマトソースの献立											
	ブリのソテー　トマトソース	294	20.3	17.7	9.3	3.1	33	1.9	102	4.2	114	1.2
	じゃが芋と小松菜のみそ汁	81	3.2	0.7	16.2	1.9	58	1.4	65	0.3	36	1.3
	雑穀入り胚芽精米ごはん	231	4.2	1.0	50.0	1.4	11	0.7	0	0	0	0
	合計	605	27.6	19.4	75.5	6.4	103	3.9	167	4.6	150	2.4

ページ	料理名	エネルギー kcal	たんぱく質 g	脂質 g	炭水化物 g	食物繊維総量 g	カルシウム mg	鉄 mg	ビタミンA µg	ビタミンE mg	ビタミンC mg	食塩相当量 g
58	**タイとれんこんのだし浸しの献立**											
	タイとれんこんのだし浸し	188	15.2	3.4	26.1	5.7	87	1.3	320	3.9	39	1.3
	かぼちゃのそぼろあんかけ	185	6.3	2.3	35.9	5.3	31	0.9	501	7.5	65	0.7
	ごはん	252	3.8	0.5	55.7	0.5	5	0.2	0	0	0	0
	合計	625	25.2	6.1	117.7	11.4	122	2.4	821	11.4	104	1.9
60	**ホタテと葉ねぎのバターいための献立**											
	ホタテと葉ねぎのバターいため	162	17.7	6.5	7.7	1.3	27	0.6	99	2.8	76	0.4
	かぶと白菜のみそ汁	92	5.1	4.8	7.8	2.3	89	0.9	3	0.3	25	0.9
	ごはん	252	3.8	0.5	55.7	0.5	5	0.2	0	0	0	0
	合計	506	26.6	11.8	71.2	4.0	120	1.7	102	3.1	101	1.4
62	**牛肉とにんじんの甘辛いための献立**											
	牛肉とにんじんの甘辛いため	337	14.6	24.0	14.2	2.8	33	1.3	543	2.0	11	1.5
	きゅうりのおかかあえ	11	1.3	0.1	1.5	0.6	14	0.2	14	0.2	7	0.3
	ごはん	252	3.8	0.5	55.7	0.5	5	0.2	0	0	0	0
	合計	600	19.6	24.5	71.3	3.8	51	1.7	557	2.2	18	1.7
64	**豚肉とブロッコリーのフライパン煮の献立**											
	豚肉とブロッコリーのフライパン煮	263	12.0	18.2	14.9	4.6	33	1.3	56	2.1	91	1.4
	ミニトマトとツナのごま酢あえ	92	5.3	6.3	4.1	0.7	24	0.5	34	1.1	13	0.4
	ごはん	252	3.8	0.5	55.7	0.5	5	0.2	0	0	0	0
	合計	607	21.1	24.9	74.7	5.8	62	1.9	90	3.1	103	1.8
66	**なすの豚肉巻きしょうが焼きの献立**											
	なすの豚肉巻きしょうが焼き	323	18.9	22.8	9.4	1.9	34	1.1	12	1.0	9	1.5
	ピーマンときゅうりの塩こんぶあえ	15	1.3	0.1	3.7	1.4	26	0.4	20	0.3	18	0.7
	ごはん	252	3.8	0.5	55.7	0.5	5	0.2	0	0	0	0
	合計	590	24.0	23.4	68.8	3.8	65	1.7	32	1.3	27	2.2

ページ	料理名	エネルギー kcal	たんぱく質 g	脂質 g	炭水化物 g	食物繊維総量 g	カルシウム mg	鉄 mg	ビタミンA µg	ビタミンE mg	ビタミンC mg	食塩相当量 g
68	**豚肉としめじのバルサミコソテーの献立**											
	豚肉としめじのバルサミコソテー	**358**	**25.2**	**25.4**	**5.5**	**2.0**	**10**	**0.8**	**8**	**0.5**	**2**	**1.0**
	ミニトマトのカラフルサラダ	**30**	**1.3**	**0.1**	**6.7**	**1.6**	**26**	**0.4**	**31**	**1.1**	**58**	**0.9**
	ごはん	**252**	**3.8**	**0.5**	**55.7**	**0.5**	**5**	**0.2**	**0**	**0**	**0**	**0**
	合計	**640**	**30.2**	**26.0**	**67.9**	**4.0**	**41**	**1.4**	**38**	**1.6**	**59**	**1.9**
70	**麻婆オクラの献立**											
	麻婆オクラ	**240**	**16.6**	**15.4**	**10.0**	**4.6**	**55**	**1.4**	**36**	**1.3**	**7**	**2.0**
	きゅうりの中国風あえ	**42**	**1.8**	**1.2**	**7.1**	**2.3**	**41**	**0.5**	**57**	**0.8**	**21**	**0.7**
	ごはん	**252**	**3.8**	**0.5**	**55.7**	**0.5**	**5**	**0.2**	**0**	**0**	**0**	**0**
	合計	**534**	**22.2**	**17.1**	**72.8**	**7.4**	**101**	**2.1**	**93**	**2.1**	**28**	**2.7**
72	**鶏肉の焼き漬け　ゆずこしょう風味の献立**											
	鶏肉の焼き漬け　ゆずこしょう風味	**197**	**30.3**	**6.4**	**2.7**	**0.8**	**13**	**0.6**	**20**	**0.7**	**15**	**1.3**
	蒸し野菜のホットサラダ	**138**	**2.4**	**5.1**	**18.2**	**3.9**	**48**	**0.8**	**492**	**3.8**	**31**	**0.8**
	ごはん	**252**	**3.8**	**0.5**	**55.7**	**0.5**	**5**	**0.2**	**0**	**0**	**0**	**0**
	合計	**586**	**36.5**	**12.0**	**76.6**	**5.1**	**65**	**1.5**	**512**	**4.4**	**46**	**2.2**
74	**手羽じゃがの献立**											
	手羽じゃが	**274**	**12.2**	**11.6**	**29.8**	**2.8**	**41**	**0.9**	**34**	**0.5**	**42**	**1.1**
	ほうれん草と切り干し大根のごまあえ	**128**	**6.1**	**7.0**	**13.2**	**6.8**	**256**	**2.4**	**394**	**2.3**	**19**	**1.1**
	ごはん	**252**	**3.8**	**0.5**	**55.7**	**0.5**	**5**	**0.2**	**0**	**0**	**0**	**0**
	合計	**654**	**22.1**	**19.1**	**98.7**	**10.1**	**302**	**3.4**	**428**	**2.8**	**61**	**2.2**
76	**豆腐つくねの献立**											
	豆腐つくね	**288**	**24.6**	**18.3**	**4.1**	**1.1**	**112**	**1.9**	**51**	**1.2**	**10**	**1.0**
	水菜としめじの煮浸し	**45**	**5.1**	**0.4**	**9.7**	**5.6**	**271**	**2.9**	**138**	**2.3**	**69**	**1.3**
	ごはん	**252**	**3.8**	**0.5**	**55.7**	**0.5**	**5**	**0.2**	**0**	**0**	**0**	**0**
	合計	**585**	**33.4**	**19.1**	**69.5**	**7.2**	**387**	**4.9**	**189**	**3.5**	**79**	**2.3**

● 料理作成　(五十音順)
伊藤晶子　今泉久美　きじまりゅうた
小平泰子　近藤幸子　サルボ恭子
牧野直子　ワタナベマキ　WATO

● 撮影　(五十音順)
今清水隆宏　尾田学　鈴木泰介　寺澤太郎
南雲保夫　広瀬貴子　堀口隆志　松島均

装丁・本文デザイン ● 門松清香
編集協力 ● 平山裕美（まきば舎）
イラスト ● さち（まんが、Part1、2）
門松清香（コラム）
村林タカノブ（103～105ページ）
栄養価計算 ● 大越郷子
校閲 ● くすのき舎

● 監修
女子栄養大学 栄養クリニック

1968年に創設された、女子栄養大学に併設するクリニック。医師の管理のもと、管理栄養士と料理研究家が、常に最新の知見にもとづく、栄養指導を研究・実践している。これまでに3000人以上の、生活習慣病の予防・改善や、ダイエット指導などを行なっており、受講生の成功率は90%以上。リバウンドも少ないことがその後の調査から明らかになっている。

● 栄養指導
春日千加子　女子栄養大学 栄養クリニック

● 運動指導
金子嘉徳　女子栄養大学教授

おうち太り・栄養不足・自炊疲れ
すべて解決!
テレワークごはん

2020年11月1日　初版第1刷発行

監　修　女子栄養大学 栄養クリニック
発行者　香川明夫
発行所　女子栄養大学出版部
〒170-8481
東京都豊島区駒込3-24-3
電話 03-3918-5411（販売）
03-3918-5301（編集）
ホームページ　https://eiyo21.com/
振替　00160-3-84647
印刷・製本　中央精版印刷株式会社

ISBN978-4-7895-4507-5

*本書は月刊誌『栄養と料理』で紹介した料理記事および、新たに取材した記事を合わせて構成・書籍化したものです。

ページ	料理名	エネルギー kcal	たんぱく質 g	脂質 g	炭水化物 g	食物繊維総量 g	カルシウム mg	鉄 mg	ビタミンA μg	ビタミンE mg	ビタミンC mg	食塩相当量 g
野菜のおかず												
79	まるごとレタスのレンジ蒸し 薬味のせ	36	2.5	0.6	6.3	2.4	50	0.8	40	0.6	10	0.7
80	蒸しキャベツのシラスあえ	89	5.6	4.6	7.8	2.7	98	0.6	28	0.6	62	0.9
80	スライス玉ねぎ削りガツオがけ	88	3.5	2.3	14.4	2.4	36	0.6	2	0.2	15	0.7
81	青梗菜のごまのりあえ	43	2.7	2.3	4.4	2.6	181	1.4	269	1.0	19	0.7
81	小松菜とシラスのペペロンチーノ	76	6.0	4.6	3.0	2.0	171	2.3	239	1.5	30	1.1
82	もみなすの搾菜あえ	20	0.6	1.0	2.3	1.1	14	0.3	3	0.1	2	0.8
83	えのきとわかめのしょうがあえ	35	1.8	1.1	4.9	2.3	11	0.7	5	0.2	0	0.7
83	長芋とめかぶのポン酢あえ	40	1.7	0.4	8.9	1.9	40	0.4	8	0.2	5	0.9
84	きくらげと豚肉のごまいため	80	3.6	5.5	6.2	3.0	30	2.0	1	0.1	0	0.7
85	切り干し大根と油揚げ、干ししいたけのソースいため	88	3.4	4.8	9.5	3.2	69	1.0	22	1.0	28	0.7
86	ピーマンの姿煮	83	2.2	4.3	11.0	3.3	23	0.6	47	1.4	106	1.1
86	もやしのナムル	23	1.1	1.6	1.6	0.8	18	0.2	0	0.1	4	0.5
87	にんじんのガレット	146	2.1	11.0	11.4	2.6	29	0.4	518	0.8	5	0.9
87	にんじんとパプリカのレンジピクルス	56	0.7	0.1	12.8	1.3	17	0.3	177	0.8	41	0.7
88	酢キャベツ	16	0.8	0.1	3.5	1.1	27	0	3	0.1	26	0.4
89	ごぼうと油揚げの酢きんぴら	118	5.0	6.5	11.0	3.3	78	1.0	0	0.5	2	0.7
89	かぼちゃのめんつゆレンジ煮	78	1.6	0.2	18.3	2.6	12	0.4	248	3.7	32	0.4
オーブン&煮込み料理												
90	骨つき鶏もも肉のオーブン焼き ベークドポテト&トマト添え	249	14.3	16.9	8.4	0.9	29	1.5	54	1.2	18	1.8
92	豚肩ロースの焼き豚風 ごぼうのとローストとレタス添え	338	19.0	19.6	20.5	2.2	30	1.3	8	0.6	4	1.7
94	白身魚と野菜のオーブン焼き	386	23.9	21.9	21.9	3.8	53	1.0	178	6.1	62	1.7
96	豚肉とにんじんのトマト煮込み	350	20.4	24.0	10.4	1.9	30	1.1	312	1.2	8	1.4
98	サケとブロッコリー、ねぎの軽い煮込み チーズ風味	272	31.8	10.8	13.0	5.9	195	1.6	128	3.4	105	2.0
100	塩豚とじゃが芋のポトフ	312	16.5	15.7	25.8	4.2	40	1.4	266	1.3	75	1.0